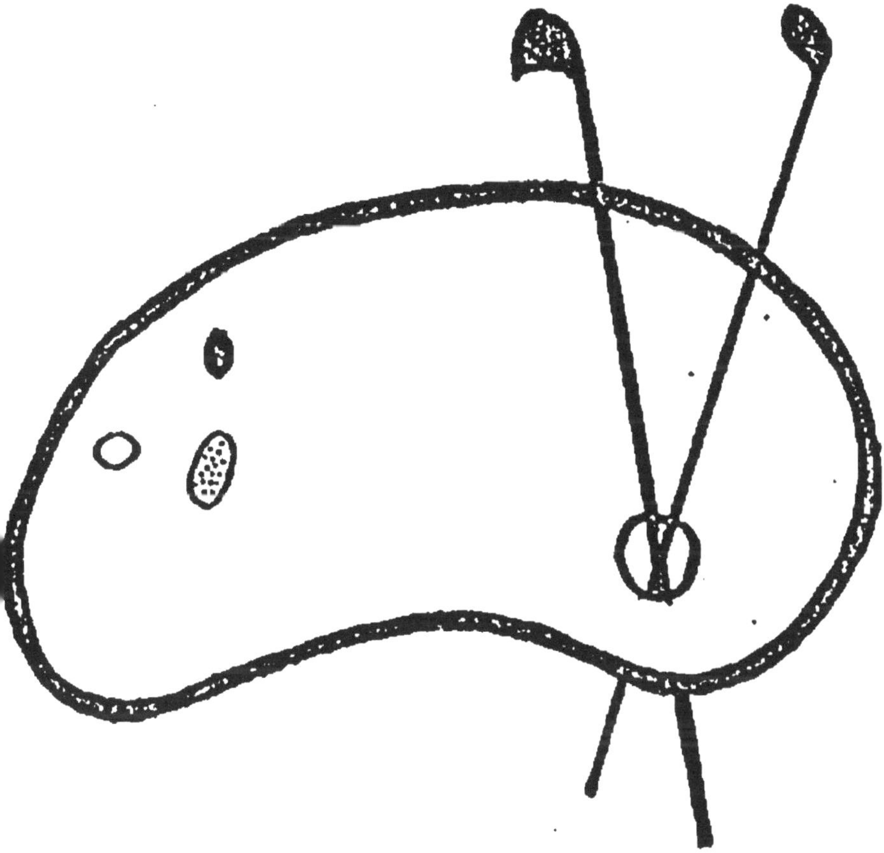

DEBUT D'UNE SERIE DE DOCUMENTS
EN COULEUR

TRAITEMENT DES MALADIES

PAR LA DOCTRINE HYGIÉNIQUE DE MOULIN-MORISON

MANUEL DE LA SANTÉ

PAR LE DOCTEUR ARTHAUD

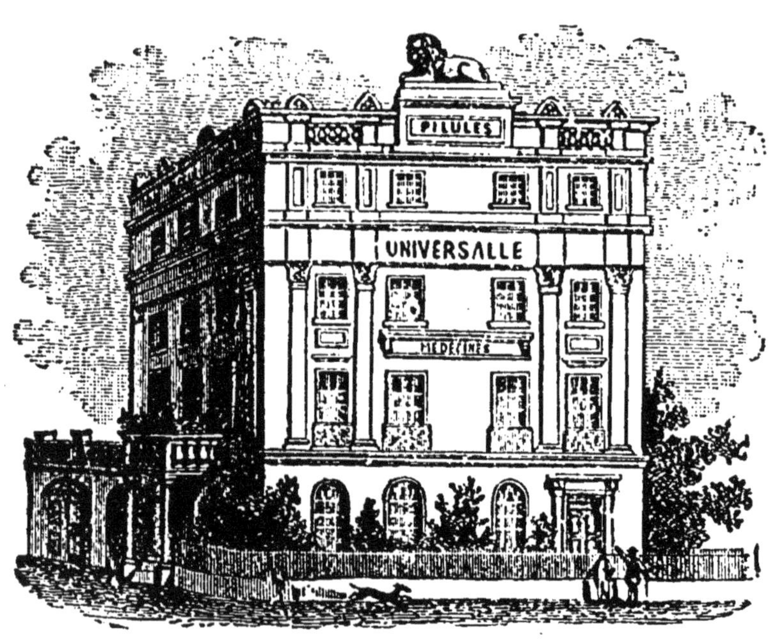

PHARMACIE MOULIN

RUE LOUIS-LE-GRAND, 30

PARIS

AVIS

Les **Pilules Morison-Moulin** sont composées exclusivement de substances végétales. Leurs propriétés purgatives et dépuratives sont démontrées par l'expérience de plus d'un demi-siècle.

Aussi existe-il peu de médicaments sur lesquels l'imagination des contrefacteurs se soit plus exercée. Quelques-uns imitent tellement bien la forme extérieure de nos boites, qu'il est très difficile de les distinguer ; ce n'est qu'en les employant que l'on s'aperçoit qu'elles ne produisent pas d'effet, ou même qu'elles sont nuisibles à la santé.

Pour éviter ces graves inconvénients, nous ne saurions trop engager nos clients à écrire directement à notre maison, 30, rue Louis-le-Grand, Paris ; nous expédions, par retour du courrier et *franco*, toutes les demandes qui nous sont adressées.

Pour le payement, il suffit d'envoyer un mandat au nom de **Moulin**, ou des timbres-poste.

Elles se vendent par boites de 2, 4, 6 et 14 francs.

Le flacon ou boite de limonade végétale, 1 fr. 75 c.

Paris-Imp. PAUL DUPONT, 4, rue du Bouloi. 356.4.92

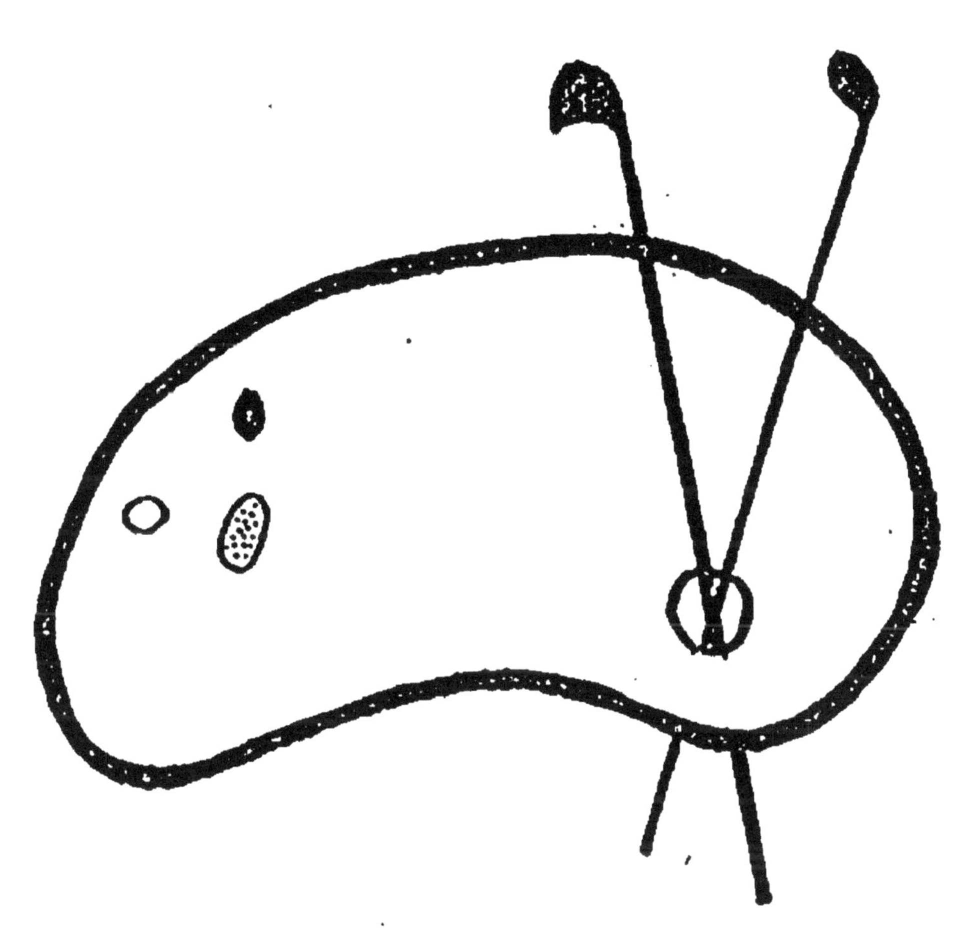

FIN D'UNE SERIE DE DOCUMENTS
EN COULEUR

HYGIÈNE
ET SANTÉ

MANUEL DU DOCTEUR ARTHAUD

POUR LA CONNAISSANCE ET LE TRAITEMENT
DES MALADIES

NOUVELLE ÉDITION REVUE ET AUGMENTÉE

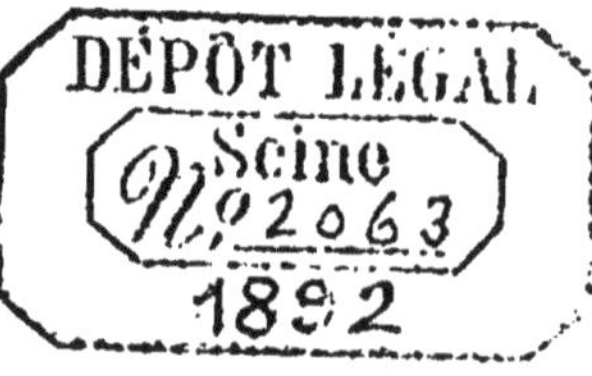

PARIS
PHARMACIE MOULIN
30, RUE LOUIS-LE-GRAND, 30

HYGIÈNE ET SANTÉ

TRAITEMENT DES MALADIES

PAR LA DOCTRINE HYGIÉNIQUE DE MOULIN-MORISON

INTRODUCTION

Le manuel que nous offrons à notre clientèle dévouée n'a pas de prétention scientifique. Nous nous efforcerons au contraire d'en écarter les termes techniques, en le mettant à la portée de l'instruction médicale de tout le monde.

Partant de ce principe, nous avons cru pouvoir diviser les fonctions de la vie en deux classes principales : la nutrition et la respiration.

Ceci étant établi, tous nos efforts doivent tendre à ce que ces fonctions importantes s'exercent régulièrement.

Un point très important pour la nutrition, c'est le choix des aliments. L'homme n'est ni herbivore, ni carnivore d'une façon absolue. Celui qui se nourrirait exclusivement de viande, ne tarderait pas à succomber et ceux qui ne mangent que des légumes ne peuvent se soutenir que par les infractions nombreuses qu'ils font à la règle générale, en associant, à leurs aliments, le lait, le beurre, les œufs, produits de nature animale, sans compter le poisson, etc.

Nous n'insisterons pas sur l'utilité de l'association

du régime végétal et animal. Depuis longtemps nos excellentes ménagères françaises savent associer ces deux genres d'alimentation, pour la plus grande satisfaction de notre palais et de notre estomac. — L'aliment, introduit dans la bouche, subit l'action de la mastication. Les dents sont chargées de cette opération mécanique et trouvent dans la langue un auxiliaire utile. La salive sécrétée par les glandes salivaires devient beaucoup plus abondante à ce moment. On a calculé que sur 1. k. 500 gr. de salive sécrétée en 24 heures, 1 k. 200 gr. environ l'était pendant les deux heures consacrées à la mastication.

La salive sert à imprégner les aliments, à faciliter la déglutition ; mais là ne se borne pas son rôle. Outre les sels alcalins qu'elle contient, elle renferme aussi une matière organique extrêmement curieuse, connue sous le nom de ptyaline, ou diastase salivaire. Un kilo de salive contient environ 2 grammes de ptyaline, soit 1/500e : mais cette quantité peut suffire à transformer en sucre 4 kilos de fécule. On voit par là l'influence qu'exerce la salive sur les féculents : pommes de terre, pain, pois, etc. En laissant séjourner quelque temps une hostie dans la bouche, on perçoit une saveur sucrée assez sensible, indice de la transformation de l'amidon en sucre.

Après la mastication, le bol alimentaire est poussé par la langue, jusqu'à l'isthme du gosier. Ensuite, par un effort de la volonté, il passe dans le pharynx pour se rendre dans l'œsophage.

Une fois dans l'œsophage, les aliments sont soustraits à l'influence de la volonté et parcourent ce long tube, en vertu du mouvement péristaltique, commun aux autres organes de la digestion; cependant les mouvements inspiratoires exercent une influence accélératrice sur la déglutition.

L'estomac est situé au-dessous du diaphragme, à peu près sur le même plan que le foie et la rate. C'est un réservoir musculo-membraneux en forme de cornemuse, qui se dilate pour recevoir les aliments, et exerce pour cette raison une pression sur les autres organes situés dans l'abdomen et même ceux qui sont placés au-dessus du diaphragme. C'est ce qui explique le sentiment de gêne dans la respiration et aussi le besoin d'uriner et d'aller à la garde-robe, qu'éprouvent les personnes qui ne savent pas mesurer la capacité de leur estomac.

De la bouche à l'estomac, les aliments n'éprouvent pas de modification ; ils y arrivent du reste très rapidement; mais une fois là, ils ont à subir l'action du suc gastrique, avec lequel ils sont continuellement mis en contact par les mouvements des fibres longitudinales et transversales de cet organe.

Pour nous servir d'un exemple peu scientifique, mais frappant, les aliments subissent à peu près dans l'estomac la même opération que les grains de café dans un brûloir, chaque partie est mise successivement en contact avec les parois de l'estomac.

Après 4 heures environ, la chymification est opérée, autrement dit, le contenu de l'estomac est entièrement transformé en une espèce de bouillie, chyme, qui s'écoule graduellement dans l'intestin grêle, où elle subit encore l'action du suc pancréatique et de la bile chargés d'émulsionner les corps gras qui ont résisté à l'action de la pepsine et des acides du suc gastrique. Cette action se continue encore dans le gros intestin et l'absorption se fait dans tout le trajet de l'estomac à l'anus. Mais c'est dans l'intestin grêle que se trouve cette quantité innombrable de petits vaisseaux désignés sous le nom de villosités. Ces vaisseaux remplissent le rôle du chevelu dans les racines des plantes : ce sont eux qui pompent le suc élaboré nommé chyle, le séparent des fèces, et le jettent dans la circulation au moyen des vaisseaux chylifères, qui se rendent dans les veines.

Les veines sont chargées de transporter au cœur ce sang, mélangé de chyle et de lymphe, en le faisant passer par les poumons, qui lui communiquent les qualités voulues, à l'aide de l'oxygène qui leur est apporté par les bronches, au moyen des phénomènes de l'inspiration.

Le sang, conducteur de la chaleur animale, pénètre dans tous les organes à l'aide de la circulation, distribue les principes nutritifs à tous les tissus organiques et est la source des sécrétions et des exhalations.

Maintenant que nous connaissons les différents organes qui concourent à la confection du sang, c'est-à-dire à la nutrition, nous nous rendrons facilement compte de l'importance qu'il y a à entretenir ces organes en bon état.

On ne s'étonnera pas non plus, si nous affirmons que la plupart des maladies proviennent de leur mauvais entretien.

On a assez justement comparé l'ensemble du tube digestif à un filtre chargé de laisser passer les liquides purs et de retenir les corps étrangers. Il y a donc un intérêt puissant à tenir ce filtre continuellement en bon état. Le moyen le plus simple, c'est de ne pas le surcharger de matières qui entravent son fonctionnement naturel.

Si vous mangez trop à la fois, vous distendez votre estomac outre mesure et vous entravez par là le mouvement des fibres musculaires, chargées de mettre le bol alimentaire en contact avec le suc gastrique. De là le séjour trop prolongé des matières dans les organes et décomposition partielle, dont l'effet le plus apparent consiste dans la formation de gaz qui s'échappent plus ou moins facilement, soit en éructations, soit par le rectum; dépôt sur les muqueuses, d'une matière saburrale qui va sans cesse en augmentant, de manière à former une couche épaisse jusque sur la langue.

La même chose arrivera si vous introduisez des aliments qui ne soient pas d'une facile digestion, tels que substances trop grasses, charcuterie ou féculents en trop grande quantité, viande, poisson ou légumes d'une fraîcheur douteuse, etc.; pour ne parler que des aliments solides. Pour les liquides, nous recommanderons absolument d'éviter de boire des liqueurs alcooliques à jeun, même le vin. Pendant les repas, le vin coupé d'eau, forme la boisson la plus convenable. Ce n'est qu'après que l'on peut en boire un peu de pur, et, si l'on veut, un petit verre de liqueur. La raison qui nous fait proscrire les liqueurs alcooliques à jeun, c'est que la pepsine dont nous avons pu apprécier l'importance est précipitée par l'alcool; c'est donc un élément sérieux enlevé à la force digestive. Aussi les gens qui s'alcoolisent ont-ils en général peu d'appétit.

Ce que nous avons dit précédemment s'applique à l'homme bien portant, celui dont toutes les fonctions se font régulièrement. Celui-là se mettra à l'abri de toute espèce de maladie s'il a le soin de se purger au printemps et à l'automne pendant 8 à 10 jours, avec des doses variant de 3 à 6 pilules Moulin-Morison. Un jour n° 1, lendemain n° 2.

Malheureusement cet idéal de santé se rencontre bien rarement, et l'on peut dire qu'il y a beaucoup plus de personnes souvent malades, qu'il n'en existe d'habituellement bien portantes.

Nous ne nous arrêterons pas à faire l'éloge de notre traitement purgatif et dépuratif. Nous ne connaissons pas de malades auxquels il n'ait apporté un soulagement marqué, et presque toujours, sauf les affections organiques, la guérison est assurée.

Notre intention n'est pas de nous substituer au médecin dans tous les cas : nous voulons seulement apprendre a chacun à se soigner, dans les circonstances où son concours n'est pas nécessaire ; ou de ne pas laisser empirer le mal dans certains moments où son arrivée se fait trop attendre.

Nous avons consacré quelques chapitres à un aperçu général sur les agents purgatifs et les tempéraments, et nous terminerons par un résumé succinct des indispositions ou maladies les plus fréquentes.

RESPIRATION

La respiration a pour but la transformation du sang veineux en sang artériel au moyen de l'oxygène de l'air.

Les bronches et les poumons sont les principaux

agents de l'introduction de l'air. La quantité d'air inspiré et expiré par les poumons chez un adulte représente à peu près un demi-litre à chaque mouvement inspiratoire, c'est-à-dire 18 fois par minute soit 540 litres par heure ou 12,960 litres par jour.

Le pouls indique la vitesse de rotation du sang. La moyenne est 70 pulsations, c'est-à-dire que le sang fait 70 fois le tour du corps en une minute.

On voit par là qu'à chaque seconde, c'est-à-dire à chaque instant, le sang se trouve en contact avec l'air nouvellement aspiré ; c'est-à-dire contenant tout son oxygène.

L'analyse chimique démontre qu'à son entrée dans les poumons par l'artère pulmonaire, le sang renferme une forte proportion d'eau et d'acide carbonique, auxquels il doit sa fluidité et sa couleur noirâtre, tandis qu'à sa sortie par les veines pulmonaires il contient une grande quantité d'oxygène qui lui donne sa coloration rouge et le rend propre à l'entretien de la vie.

A son passage dans l'appareil respiratoire le sang s'est donc débarrassé de l'acide carbonique et de la vapeur d'eau qu'il contenait et les a remplacés par de l'oxygène, l'expiration a expulsé l'air vicié en même temps que les autres impuretés ramassées dans son parcours.

En traversant les poumons, le sang ne prend pas à l'air seulement de l'oxygène, il absorbe la plupart des substances étrangères qui s'y trouvent mélangées.

C'est par les poumons que pénètrent les miasmes des maladies infectieuses ; les gaz méphitiques (gaz d'éclairage ou des fosses d'aisances ; les poussières toxiques, arsenic ou plomb des tentures et tapisseries).

Si l'on séjourne dans un appartement peint à l'essence de térébenthine, les urines acquièrent une odeur de violette qu'elles doivent à l'aspiration de l'essence et à sa transformation par les poumons.

Enfin, c'est surtout l'absorption de la nicotine qui rend insalubre l'atmosphère des estaminets.

Si les poumons absorbent facilement l'air vicié on peut du moins assez souvent se mettre à l'abri de cet inconvénient.

On profite de cette faculté pour porter sur les muqueuses des vapeurs chargées de principes médicamenteux.

Les boissons chaudes employées de tout temps sont peu actives en raison du peu de durée de leur contact. Les inhalations réussissent beaucoup mieux et n'ont que l'inconvénient d'être d'un emploi peu commode. Les capsules de goudron ont eu une grande vogue non sans raison ; mais leur action n'est pas directe, ce n'est qu'après avoir été digéré que le goudron pénètre dans le sang et vient ensuite frapper les poumons.

C'est pour cette médication un très grave inconvénient en ce sens qu'il oblige à absorber une quantité de médicaments 100 fois plus considérable pour un résultat 100 fois moindre.

Mais ce désavantage ne se borne pas là. Ces capsules sont faites avec du goudron brut, mettons que ce goudron soit pur, nous le croyons.

Ce goudron pur contient au maximum 2 pour 100 de substance soluble et réellement efficace ; on est donc forcé d'introduire dans l'estomac, pour une partie, 50 parties d'un produit composé de matières minérales et résineuses, absolument indigestes et qui, dans certains cas, ont occasionné des maladies sérieuses de cet organe.

Nous nous sommes appliqués à composer une préparation à l'abri de ces reproches.

Notre extrait de goudron ne contient que les principes balsamiques et le gaïacol contenus dans ce produit.

C'est avec cet extrait que nous préparons des pastilles d'une saveur agréable, qui permettent d'en tenir continuellement dans la bouche si l'on veut et, par conséquent, de faire passer dans les bronches et les poumons de l'air saturé des vapeurs du goudron. Elles sont d'une digestion facile et ne fatiguent pas l'estomac.

Pour les maux de gorge on peut prendre les mêmes pastilles additionnées de chlorate de potasse. Ces pastilles sont connues, les premières, sous le nom de Pastilles Coulpier à l'extrait de goudron et les autres, sous le nom de Pastilles Coulpier à l'extrait de goudron et chlorate de potasse.

Indépendamment de l'absorption d'oxygène par les poumons, qui ne peut pas échapper aux personnes les plus ignorantes, il existe aussi une respiration secondaire par tous les pores de la peau. Cette fonction est très importante et suffirait déjà à expliquer les soins de propreté que l'on doit donner à cette membrane. Mais si l'on considère aussi le rôle considérable qu'elle joue dans les sécrétions : sueur, acide carbonique, matières grasses, sébacées, etc., on se rendra compte de l'intérêt qu'il y a à soigner toutes les maladies auxquelles elle est exposée. Nous n'hésitons pas à recommander la pommade Moulin, dès que l'on a la moindre éruption, ou si l'on s'aperçoit que le système pileux est malade. Chute de cheveux, cils, sourcils, etc.

Lorsque nous conseillons d'employer les Pilules Moulin en même temps que la pommade, ce n'est pas seulement pour que la maladie se guérisse plus vite, mais c'est surtout pour empêcher que le mal se porte ailleurs. En effet, l'éruption cutanée indique un vice du sang, les symptômes se manifestent extérieurement à une place qui convient à la maladie. La pommade guérit mais ne pénètre pas dans le sang, le mal peut revenir à la même place ou se reporter ailleurs, même sur le poumon.

On connaît l'importance de ce liquide dans l'organisme. Tous les vaisseaux artériels ou veineux circulent ou aboutissent à la peau. Si donc l'on a soin que le sang soit pur, les principes reconstituants, qu'il transmet à cette membrane, lui apportent une pleine vitalité ; les parasites sont détruits par le traitement externe et la maladie ne peut plus se reproduire.

Il arrive assez fréquemment que le sang, quoique non vicié, ne possède pas une force suffisante pour subvenir à la reconstitution générale. La poudre ferrée manganique est indiquée pour reproduire les globules rouges ; le vin Moulin pour tonifier l'estomac et développer la force d'impulsion des organes qui président à la digestion et la circulation.

I

AGENTS PURGATIFS

Les purgatifs sont des substances qui jouissent de la propriété de provoquer des évacuations intestinales d'après une action qui leur est propre et qui varie avec chaque espèce.

Les anciens, qui admettaient un certain nombre d'humeurs, avaient établi, en conséquence de cette théorie, des purgatifs spéciaux pour chacune d'elles. Ils supposaient que les uns avaient la propriété d'évacuer la bile, les autres la sérosité ou la pituite, et d'autres toutes les humeurs réunies.

Le temps a fait justice de toutes ces hypothèses, et on ne s'attache plus aujourd'hui qu'aux distinctions qui reposent sur des effets évidents. On divise les purgatifs, d'après leur manière d'agir, en purgatifs faibles ou laxatifs et en purgatifs forts ou cathartiques. Chacun d'eux peut être employé de diverses manières et dans l'intention de produire des effets différents, à des doses variables, suivant la force ou la gravité de la maladie, et suivant aussi le tempérament du malade.

Il suffit de jeter un coup d'œil sur la liste si grande des purgatifs, pour être convaincu que les propriétés purgatives ne résident pas dans un principe unique, ou même dans des principes analogues. On trouve, en effet, parmi les purgatifs, des acides, des sels, des résines, des principes extractifs et des huiles fixes, qui tiennent en solution des corps plus ou moins irritants.

Il résulte nécessairement, de la diversité des principes immédiats dans lesquels se retrouvent les propriétés purgatives, une foule de nuances différentes. Chaque purgatif, envisagé à part, a une manière d'agir qui lui est propre et qui diffère essentiellement de celles de tous les autres, de sorte qu'il n'y a aucune analogie parfaite d'action entre eux et que les distinctions qu'on a établies sous ce point de vue sont toutes artificielles.

On a admis une très grande différence entre les purgatifs et les laxatifs, et elle est, en effet, très tranchée, si on oppose aux purgatifs les plus doux les drastiques les plus énergiques ; mais il y a, entre ces extrêmes, plusieurs intermédiaires qui rendent la démarcation moins sensible.

La manne, qui n'est qu'un simple laxatif, administrée à dose convenable, purge aussi bien et quelquefois mieux que le calomel ou certains sels neutres qui appartiennent aux purgatifs. Parmi les huiles qui offrent de si grands rapports, relativement à leurs propriétés chimiques, les unes, comme les huiles douces, n'agissent que par une simple propriété relâchante; les autres, comme les huiles de ricin et d'euphorbe, purgent en général si doucement que plusieurs praticiens les considèrent comme des laxatifs, tandis que l'huile de croton est un des drastiques les plus violents.

Sous ce rapport, les laxatifs semblent encore se confondre avec les purgatifs, si l'on considère que les premiers deviennent quelquefois tout aussi énergiques que les seconds sur des sujets irritables et nerveux, tandis que chez les individus d'une constitution tout opposée, les purgatifs violents n'agissent souvent que très légèrement..

Il est impossible toutefois de ne pas admettre entre eux des distinctions assez remarquables.

La propriété des laxatifs paraît être le résultat d'une digestion imparfaite et troublée.

Les purgatifs doux ont une action plus prononcée sur l'intestin grêle. Ils augmentent les diverses sécrétions de la membrane muqueuse des intestins. Les uns agissent plus spécialement sur les glandes intestinales; les autres sollicitent les contractions des tuniques musculaires de l'intestin.

D'autres agissent des deux manières à la fois, en provoquant une action musculaire plus grande et une sécrétion plus abondante des follicules intestinaux, de la vésicule biliaire et de la glande pancréatique.

Les premiers sentiments de malaise, dus à l'absorption d'un purgatif, se prolongent d'autant plus que la dose est plus forte, comparativement au tempérament du malade. A ces phénomènes, causés par l'imprégnation de tout l'organisme par le médicament, succède promptement, si la purgation a été convenablement administrée, un état de calme, un sentiment de bien-être accompagné d'un ralentissement du pouls et d'une disposition au sommeil. Vingt fois sur trente, le pouls devient plus tranquille et plus calme; ce qui a fait dire aux anciens que « purger, c'est saigner ».

Plusieurs effets consécutifs généraux succèdent à ces phénomènes primitifs. Les organes intestinaux, débarrassés de matières étrangères et modifiés dans leur sensibilité et leur contractilité, reprennent une nouvelle activité ; l'appétence pour les aliments se manifeste de nouveau et augmente d'une manière sensible ; le malade se trouve plus libre dans tous ses mouvements, plus fort et plus dispos ; les facultés morales mêmes ne sont point étrangères à l'excitation générale qui se produit ; l'absorption intestinale se fait avec plus d'énergie ; tels sont les phénomènes généraux consécutifs des purgatifs administrés dans des circonstances convenables.

En négligeant, au reste, les extrêmes de la médication purgative et ne considérant que les effets généraux des purgatifs, on peut les réduire à ceux ci :

1° Ils débarrassent le canal intestinal de son contenu.

2° Ils excitent plus ou moins les membranes muqueuses de l'intestin dans une partie de son étendue et appellent, par suite de cette fluxion passagère, une sécrétion plus abondante des fluides biliaires, pancréatiques et muqueux, et une véritable dérivation du sang vers l'abdomen.

3° Ils déterminent, en raison même de cette excitation, un notable accroissement de vitalité dans tout le système abdominal, et particulièrement dans le système lymphatique absorbant de ces organes.

4° Ils provoquent une action plus ou moins remarquable sur le système nerveux ganglionnaire qui réagit secondairement sur toute l'économie et même consécutivement, une sorte de sédation. Les tempéraments lymphatiques et bilieux se prêtent plus facilement à l'usage des purgatifs. Il faut, en général, éviter de troubler par une médication purgative intempestive les flux hémorragiques de l'époque menstruelle ; il vaut mieux s'abstenir d'administrer des purgatifs pendant la durée de cette évacuation périodique.

Indépendamment des différences relatives aux climats, il faut aussi avoir quelques égards aux constitutions atmosphériques, qui modifient beaucoup l'influence des médications purgatives, comme celle de tous les autres agents thérapeutiques.

L'association de plusieurs substances purgatives modifie nécessairement leur action et souvent la rend plus grande et plus facile. Elle a souvent encore pour effet d'enlever à une d'elles la trop grande irritabilité qu'elle serait capable de produire dans telle circonstance, si elle était employée seule. Ces heureuses combinaisons existent dans les pilules végétales purgatives de Morison-Moulin, dont l'effet est toujours sûr et avantageux.

La médication par les pilules de Morison-Moulin a fini par triompher des nombreux obstacles qu'on avait dressés contre son emploi ; le nom du docteur Hamilton en Angleterre suffirait seul pour soutenir la réputation de la méthode purgative, par ses écrits et par son heureuse pratique, si beaucoup d'autres médecins, Anglais, Allemands, Américains, Russes et Français, n'en constataient pas tous les jours l'efficacité.

Les pilules dépuratives de Morison-Moulin sont, en effet, un moyen héroïque dans un grand nombre de maladies et ne peuvent être remplacées par aucun autre agent thérapeutique.

Quoiqu'il ne soit pas possible d'isoler, dans la médication purgative, les divers effets principaux qu'elle produit, le médecin doit toujours avoir en vue de déterminer plus particulièrement l'un ou l'autre de ces effets ; c'est d'après cette considération que nous examinons l'emploi qu'on peut faire des purgatifs.

De tous les résultats de la médication purgative, le plus constant est sans doute l'évacuation intestinale ; c'est aussi celui que le praticien se propose d'abord d'obtenir, puisqu'il n'y a pas d'effet purgatif sans cette évacuation. Il est même un grand nombre de cas où il n'y a pas d'autre indication à remplir, comme par exemple, dans toutes les constipations opiniâtres qui ne dépendent que de l'atonie du canal intestinal, lorsque l'intestin contient des matières qui peuvent acquérir un certain degré d'altération et devenir nuisibles ; c'est alors que les purgatifs sont employés avec le plus grand succès.

Dans certaines affections chroniques des intestins, où il est souvent nécessaire de débarrasser ces organes des matières irritantes qui prolongent la maladie par leur contact, ainsi que dans les engorgements du foie, nous trouvons un grand nombre d'exemples où les pilules de Morison-Moulin ont produit et peuvent produire des effets remarquables.

Parmi les substances nuisibles qu'il est quelquefois nécessaire de chasser à l'aide de purgatifs, les vers intestinaux occupent certainement une place importante. Ils réclament l'emploi de purgatifs d'un effet sûr, et les pilules de Morison-Moulin réussissent très souvent à expulser les vers intestinaux.

Le médecin se propose souvent, en employant la médication purgative, de stimuler seulement l'intestin, d'activer son énergie et de faciliter l'absorption ; c'est ordinairement dans cette intention, quand il y a dyspepsie, qu'on a recours aux pilules végétales dépuratives, au commencement des maladies chroniques qui exigent un bon état des voies digestives pour pouvoir commencer le traitement convenable.

C'est surtout, dans le traitement de la syphilis ou des maladies de la peau, qu'il est souvent utile de faire précéder la cure spéciale par l'emploi scientifique des pilules de Morison-Moulin.

Lorsque dans les leucophlegmasies et les hydropisies, la médecine a recours aux pilules de Morison-Moulin et qu'elle en éprouve d'heureux effets, ce n'est pas seulement parce que ces moyens agissent comme évacuants, c'est encore parce qu'ils raniment l'énergie du canal intestinal, augmentent la faculté absorbante des intestins et réagissent ainsi sur toute l'économie. C'est à cause de cette réaction générale que produisent si bien les pilules de Morison-Moulin, réaction qui tend à favoriser la nutrition, qu'on peut recourir si souvent et sans danger à l'emploi de ce remède, souvent héroïque dans les hydropisies, sans affaiblir les malades, parce que la débilité momentanée, produite par le purgatif, est promptement réparée par l'activité de l'absorption qui supplée aux pertes produites par les évacuations.

On conçoit facilement, par cette raison, comment certains hydropiques, déjà affaiblis, supportent cependant, pendant des mois entiers, l'usage presque journalier des pilules de Morison-Moulin et reprennent, sous l'influence de cette modification tonifiante, de l'appétit et même de l'embonpoint, pourvu que le canal intestinal soit dans un état sain.

Mais cette excellente médication, souvent curative, ne peut produire qu'une amélioration passagère dans les cas d'hydropisies compliquées d'altération organique des principaux organes, du cœur ou des poumons, par exemple, dont l'intégrité des fonctions est indispensable à la vie.

Il est beaucoup de cas où le but principal que le médecin se propose en ordonnant les pilules végétales de Morison-Moulin est de modifier la sensibilité du système nerveux ganglionnaire, comme dans les *névroses ou névralgies intestinales* qui cèdent admirablement à leur emploi. Il est essentiel d'agir fortement dans ces cas, et d'administrer copieusement les pilules ; et, quoiqu'on puisse combattre quelquefois avec succès ces maladies par d'autres méthodes, on ne peut se dissimuler néanmoins que l'emploi des pilules de Morison-Moulin en triomphe plus souvent et plus promptement, et souvent même qu'elles sont la seule médication qui réussisse.

Ce puissant moyen thérapeutique est employé avec un égal succès dans plusieurs *maladies nerveuses,* principalement dans la *manie*, quelques *épilepsies* sans lésions organiques et dans la *chorée.* Cette dernière maladie nous a paru céder plus promptement à l'usage des pilules de Morison-Moulin qu'à tout autre moyen.

De tous les effets purgatifs produits par les pilules végétales de Morison-Moulin, un de ceux qui ont le plus d'influence, sans aucun doute, sur la curation de beaucoup de maladies, est la révulsion puissante qu'elles provoquent sur le canal intestinal.

Les liquides ne peuvent affluer dans toute l'étendue

du canal intestinal et dans les organes abdominaux sans détourner cette même quantité de fluides des vaisseaux qui en étaient gorgés d'abord; ils ne peuvent fluxionner l'appareil des organes abdominaux sans diminuer les congestions qui menacent la tête ou la poitrine.

Il en résulte que les pilules de Morison-Moulin, en provoquant momentanément des engorgements intestinaux hémorroïdaux et utérins réussissent d'une manière remarquable dans *les congestions cérébrales* et *les paralysies* déterminées par cette cause, dans les *ophtalmies chroniques, les otites, les otorrhées chroniques, les engorgements des ganglions cervicaux, les pneumonies bilieuses, les congestions pulmonaires les catarrhes chroniques, les hydropisies pulmonaires* avec ou sans maladie de cœur.

Elles ne sont pas moins utiles, pour cette raison, dans quelques maladies générales dont les phénomènes se passent en partie à la peau, et qu'on désigne sous le nom de *maladies cutanées*; affections dans lesquelles il est souvent nécessaire de prévenir les suites fâcheuses des congestions qui peuvent se manifester vers la tête ou vers les principaux organes de la poitrine. C'est, en effet, à la révulsion puissante que produisent les pilules de Morison-Moulin sur le canal intestinal, qu'il faut en grande partie attribuer les effets précieux de ce moyen, recommandé avec tant de raison par d'habiles médecins qui, à la suite d'Hamilton, préconisèrent ce traitement dans *l'anasarque* accompagnant la scarlatine.

Les succès obtenus dans le traitement des maladies à l'aide des pilules purgatives de Morison-Moulin engagèrent les médecins à les employer comme préservatif d'un certain nombre d'affections morbides, leur attente ne fut pas souvent trompée. Elles peuvent souvent prévenir le retour de certains *embarras gastriques* chez des individus qui en ont été fréquemment atteints, de même qu'elles s'opposent facilement à des congestions cérébrales et pulmonaires.

Le nombre des médicaments purgatifs est des plus considérables. Cette richesse, qui s'accroît tous les ours, ne tarderait pas à atteindre même la limite de la superfluité, d'après le professeur Fonssagrives, s'il n'était bien certain qu'une étude attentive de chaque purgatif est appelée à lui donner un jour son individualité thérapeutique, à travers les limites de son action, et enfin à rejeter l'emploi de la pulpart d'entre eux, même parmi les plus répandus, comme pouvant être parfois nuisibles.

Espérons qu'il en sera bientôt ainsi de ces nombreuses eaux minérales, aussi étrangères que peu naturelles dont notre pays se trouve infesté pour la plus grande gloire et le profit de ces bons Allemands.

II

DES TEMPÉRAMENTS

Le tempérament est la conséquence et l'expression de la prédominance d'un des systèmes de l'organisme.

La diversité dans les divers tempéraments résulte des différences qui existent dans les rapports mutuels des liquides et des solides qui constituent le corps humain.

Le tempérament indique la constitution particulière à chaque individu, l'état particulier du sang qui fait que tel ou tel individu est ou n'est pas disposé à la suppuration, à l'inflammation des lymphatiques, ou aux hémorragies capillaires à la suite d'une blessure.

La constitution individuelle, qui est l'expression du plus ou moins de force de l'économie, résulte d'un rapport d'équilibre dans le développement des organes et dans l'énergie de leurs fonctions. Le tempérament ne constitue qu'une partie intégrante de la constitution.

Le tempérament est produit par les différences d'action des nerfs et des divers liquides de l'organisme sur le corps humain, auquel ils communiquent une physionomie particulière.

Chaque tempérament est caractérisé par une apparence extérieure particulière, par un état spécial des fonctions et par une physionomie propre des maladies.

Le meilleur tempérament est celui où chaque système, chaque organe est avec les autres dans les proportions les plus convenables au libre et au complet exercice de la vie; malheureusement, cet équilibre se rencontre très rarement par suite des caractères d'organisation que chaque individu apporte en naissant.

Voulant éviter à nos lecteurs les ennuis et l'incertitude que pourrait leur occasionner la lecture de nombreux auteurs dont les doctrines pleines de vague et d'hypothèses n'offrent, le plus souvent, qu'une apparence positive, nous évitons d'entrer dans des détails stériles et dans des discussions inutiles.

Il nous importe seulement de retirer, de connaissances certaines d'anatomie et de physiologie, des faits qui permettent d'établir des états organiques distincts.

Bien qu'il soit très difficile d'établir les diverses espèces de tempéraments, nous pensons que les auteurs anciens nous ont transmis beaucoup de vérités et nous n'admettons pas, avec Georget, que ce soit le cerveau seul qui modifie l'organisme par sa prédominance ou par son infériorité.

Il est établi par nous que le tempérament est le caractère qu'on peut assigner à une disposition des humeurs, des tissus et des fonctions de l'organisme.

On reconnait quatre types primitifs de tempéraments : ce sont le tempérament sanguin, le tempérament lymphatique, le tempérament bilieux et le tempérament nerveux.

Le tempérament musculaire ou athlétique ne doit être admis qu'à titre de constitution physiologique particulière.

Il ne serait pas exact de penser que les divers tempéraments ne se rapportent qu'aux quatre variétés ci-dessus décrites ; car, à vrai dire, il y a là presque autant de tempéraments différents que d'individus, mais tous peuvent être ramenés à ces quatre formes principales combinées entre elles en proportions variables et donnant lieu à des espèces intermédiaires.

Ce sont les tempéraments mixtes : bilioso-nerveux, nervoso-sanguin, etc., qui présentent la résultante organique de deux tempéraments mélangés.

Les tempéraments exercent un influence morbifique des plus manifestes.

Le *tempérament lymphatique*, que nous trouvons chez les personnes grosses et boursouflées, est caractérisé par l'atonie des appareils, par leur peu d'activité. Les maladies dont elles sont affectées marchent lentement, elles ont peu de disposition à disparaître par la résolution et tendent à devenir chroniques.

Le *tempérament lymphatique* prédispose aux maladies chroniques des yeux et des oreilles, aux angines, au catarrhe intestinal, pulmonaire, vaginal, à certaines maladies de peau, telles que l'impétigo, le lupus, l'eczéma humide, à la scrofule, aux tubercules, au scorbut et à l'hydropisie.

C'est pour remédier aux nombreux et grands inconvénients du tempérament lymphatique que nous conseillons d'avoir recours à la médication purgative et reconstituante, si bien servie par les pilules dépuratives et toniques de Morison-Moulin, dont l'administration sera corroborée par une poudre reconstituante au premier degré, résultant d'une heureuse combinaison des principes ferrugineux les plus facilement assimilables unis aux sels de manganèse si utiles en thérapeutique (la poudre ferro-manganique du docteur Du Vivier).

Les sucs des végétaux dépuratifs qui sont employés dans la confection des pilules de Morison-Moulin, en débarrassant les vaisseaux lymphatiques et les ganglions auxquels ils se rendent de leur excès de principes inutiles et même nuisibles à l'entretien de la vie, faciliteront l'hématose, ou la revivification du sang, pour l'entretien physiologique normal des liquides et des organes de l'économie humaine. Il en résultera, pour les divers appareils, une activité fonctionnelle plus grande, et un relèvement des forces qu'il sera facile de conserver et d'entretenir par l'usage de la *poudre ferro-manganique*, dont l'heureux assemblage atténue les propriétés souvent trop irritantes des nombreuses préparations ferrugineuses employées seules.

Par l'usage savamment fait de ces deux médications, si faciles à suivre dans toutes les situations que la société nous impose, combien d'enfants débiles et souffreteux, de femmes délicates, de jeunes gens incapables de servir vaillamment la patrie, de vieillards précoces retrouveront la force et la santé qu'une mauvaise alimentation, des travaux prématurés et souvent excessifs, peut-être même des excès trop souvent renouvelés leur avaient fait perdre !

Nous ne saurions trop recommander contre l'impétigo, l'eczéma humide, liés aux tempéraments lymphatiques, la *pommade dermatique Moulin*, très utile dans le traitement de ces maladies.

Le *tempérament bilieux* résulte de l'influence qu'un excès de bile exerce sur l'organisme humain; les viscères des personnes bilieuses, et le foie surtout, sont plus développés. L'action de ce dernier organe jouit d'une suractivité dangereuse surtout pour la perfection de son action éliminatrice. La bile, chez les individus d'un tempérament bilieux, ne contient pas tous les principes de désassimilation qu'elle contient d'ordinaire chez une personne d'un autre tempérament. Il s'ensuit que le sang contient trop d'éléments d'élimination pour que les fonctions de nutrition s'opèrent librement. Il en résulte dans certains organes un entassement de détritus inassimilables et nuisibles.

Aussi, le tempérament bilieux prédispose-t-il aux exanthèmes, aux flux bilieux, aux phlegmasies aiguës et chroniques de l'intestin, aux hémorroïdes, aux maladies organiques du foie, aux affections cancéreuses.

La bile, dont les principales attributions sont d'émulsionner les matières grasses et de réduire en glucose les substances amyloïdes dont nous faisons usage dans notre alimentation quotidienne, ne peut remplir ces importantes modifications, indispensables à la santé et à l'entretien de la vie, si elle est chargée d'impuretés.

C'est principalement au printemps, à l'époque de l'ascension de la sève dans les plantes, au moment où l'organisation humaine éprouve également des changements physiologiques très marqués, et à l'automne, période intermédiaire entre les chaleurs fatigantes de l'été et les rigueurs pénibles de l'hiver, qu'il convient de recourir au système purgatif, comme étant spécialement capable de débarrasser l'organisme des fumerons que des combustions incomplètes ont laissés dans le contenu de nos vaisseaux et dans la trame de nos tissus.

Les pilules Morison-Moulin, en commençant par celles n° 1 et continuant par celles n° 2, produiront les effets désirables, et préserveront spécialement les personnes de tempérament bilieux des mauvaises et défavorables conséquences attachées à ce tempérament. La limonade végétale est très utile aussi comme boisson rafraîchissante et pour favoriser l'action des pilules.

La pommade dermatique de Moulin sera d'un emploi très avantageux contre les maladies de peau développées sous l'influence du tempérament bilieux.

Le *tempérament sanguin* est celui dans lequel le système sanguin, les veines, les artères et les vaisseaux capillaires qu'elles forment sont plus développés et plus remplis. Le sang des personnes affectées de ce tempérament contient un plus grand nombre de globules rouges, tandis que les leucocytes, ou globules blancs, sont en plus petit nombre. La fibrine est également en plus grande quantité dans ce liquide ; circonstances qui expliquent la grande tendance aux congestions et aux maladies inflammatoires chez les individus à tempérament sanguin.

Les fièvres inflammatoires, les phlegmasies aiguës, l'hypertrophie du cœur, certaines hémorragies et surtout l'hémorragie cérébrale et les paralysies qui en sont la conséquence, telles sont les principales maladies auxquelles dispose ce tempérament.

Quels sont donc les médicaments efficaces qu'offre la médecine contre un état morbide qui présente une si grande gravité ? L'hygiène offre des moyens utiles pour remédier aux inconvénients d'une santé aussi dangereuse ; mais souvent on remet à plus tard, parce que leur emploi doit être longuement et régulièrement utilisé. N'est-il pas plus simple et plus facile, par cela même que son effet est plus rapide, d'avoir recours à la médication purgative et en même temps dépurative !

Or, parmi les nombreuses préparations pharmaceutiques plus ou moins heureusement inventées, nous n'en connaissons pas de plus utile, dans cet ordre de médicaments, que les pilules purgatives de Morison-Moulin, dont l'effet est toujours sûr et qu'on peut toujours prendre sans interrompre les occupations et les travaux de chaque jour, même en voyage.

Quatre des pilules du n° 1 ou quatre du n° 2, suivant les forces des personnes malades, prises le soir en se couchant, lorsqu'elles se sentaient la tête lourde avec accompagnement de vertiges, ont préservé beaucoup de personnes, d'apparence solide, de coups de sang trop souvent terribles en hiver, surtout chez les personnes âgées. Combien de gens n'ont pas été aussi heureux, parce qu'ils n'ont pas su prévoir les accidents qui les menaçaient depuis longtemps!

Les nombreux cas que nous pourrions citer à l'appui donnent à nos conseils une importance de premier ordre.

Le *tempérament nerveux* est représenté par une personne ordinairement maigre, pâle, débile et ayant toutes les apparences de la souffrance. Pourtant ses yeux sont pétillants et mobiles, les mouvements des membres sont rapides, le tissu graisseux ne gêne pas le mouvement de ses muscles. Le système nerveux central et périphérique présente un degré très prononcé d'irritabilité. Le tempérament nerveux prédispose ceux qui en sont affectés aux *névroses*, à l'*épilepsie*, à l'*hystérie*, à l'*hypocondrie*, ainsi qu'aux *paralysies essentielles*, à la *diarrhée*, aux *névralgies*, à la *gastralgie*, aux *syncopes*, aux *palpitations*.

L'âge, le climat, l'hygiène et les médicaments, principalement l'hydrothérapie, peuvent modifier ou diminuer toutes ces dispositions à des maladies aussi redoutables; et parmi les préparations pharmaceutiques que le succès, l'usage et la mode ont préconisées, la première place appartient, sans conteste, à celles qu'on a appelées martiales, c'est-à-dire brevetées par Mars, ce dieu de la force, surnom que les anciens avaient donné au fer et à ses dérivés.

Nous l'avons déjà dit précédemment, mais nous ne

saurions trop le répéter, l'heureuse association du fer et du manganèse, les deux types primordiaux des toniques, au bicarbonate de soude, le sel, peut-être le plus utile à la digestion, on a fait une préparation d'une efficacité que nul autre médicament n'a encore pu réaliser jusqu'ici. Les anciens l'ont dit avec raison : « Le fer est le modérateur des nerfs. » Donnez aux personnes nerveuses une préparation ferrugineuse facilement assimilable, c'est-à-dire qui se combine facilement avec les liquides et les solides de l'organisme, et bientôt vous les verrez perdre l'irritabilité qui les dévorait, résultat fatal de ce tempérament, comparable à la robe de Nessus consumant sa victime. Le sang, mieux nourri, ne sera plus l'esclave de l'influx nerveux qui le dominait; les fonctions variées et nombreuses de l'organisme ne seront plus entravées, et leur jeu régulier ne sera plus dévié de sa voie naturelle. Dans cette bienfaisante préparation scientifique, il y a tout ce qu'il faut pour fortifier l'organisme, faciliter la digestion et rendre aux personnes nerveuses la force nécessaire pour arrêter les mauvais effets de leur nervosisme si pénible, et souvent si difficile à traiter.

III

MALADIES DE L'ESTOMAC ET DES INTESTINS

L'estomac et les intestins sont les organes principaux de la digestion que viennent parfaire les liquides sécrétés par le foie et par le pancréas. La membrane muqueuse, ou la peau retournée, qui tapisse l'intérieur de ces organes, est d'un blanc cendré chez l'homme adulte; elle devient légèrement rosée pendant la digestion; elle forme, dans leur cavité, des replis plus ou moins épais et nombreux. Quand l'estomac est rempli, ces replis disparaissent et la muqueuse paraît absolument lisse. De petites villosités recouvrent sa surface. Des muscles renforcent cette membrane et facilitent son action, en augmentant la sécrétion de ses nombreuses glandules et en triturant les aliments. Les matières introduites dans le tube digestif sont l'excitant physiologique de ses contractions.

On doit à William Beaumont, chirurgien militaire aux États-Unis, de précieuses observations faites sur un Canadien qui portait une large plaie à l'estomac, espèce de fenêtre par laquelle ce médecin put étudier quelques-uns des secrets de la digestion stomacale.

Lorsque les matières alimentaires introduites dans l'estomac résistent à l'action du suc gastrique et séjournent longtemps dans ce viscère, elles y font naître une sensation de pesanteur bien connue d'un grand nombre de malades.

La physiologie nous fait voir que l'estomac est étroitement uni par les nerfs à toutes les parties du corps. Il est tour à tour le point de départ ou l'aboutissant de nombreuses influences morbides; ses fonctions se dérangent souvent à l'occasion de maladies aussi variées par leur siège que par leur nature.

L'action par laquelle l'estomac chimifie l'aliment est complexe; il faut, indépendamment des contractions de ce viscère, la présence d'un liquide dissolvant dans des proportions et avec des qualités déterminées. Les troubles de l'innervation, ainsi que ceux de la circulation, peuvent déranger et modifier la sécrétion de ce liquide.

Il est hors de doute que l'estomac sympathise avec les parties supérieure et inférieure du tube digestif. C'est un aphorisme presque populaire, que la langue est le miroir de l'estomac. D'autre part, l'estomac exerce une influence sympathique évidente sur les intestins, dont il met en jeu la sensibilité et la contractilité. La sympathie de la muqueuse des voies digestives avec la peau est prouvée par l'apparition de l'urticaire, à la surface cutanée, après l'ingestion de certaines substances et en particulier des moules. Il y a, réciproquement, influence de l'estomac sur le cerveau dans les cas de bonne ou de mauvaise digestion : la migraine provoque souvent les vomissements.

La connexion sympathique de l'estomac avec la matrice est trop étroite et trop connue pour que nous soyons obligé de la démontrer. Il en est de même pour les maladies des reins et de la vessie.

Nous ne ferons pas de l'estomac, à l'exemple d'un certain nombre de médecins, le premier organe de l'économie; nous reconnaissons, qu'en raison de ses connexions fonctionnelles ou sympathiques, il est, selon l'occasion, l'aboutissant et le point de départ de phénomènes très importants. Mais on ne peut le mettre sur la même ligne que les organes de l'innervation et de la circulation dont il ne saurait se passer.

La participation du système nerveux et des autres appareils à plusieurs des opérations de l'estomac est évidente, dans beaucoup de cas où ces fonctions se dérangent par contre-coup. Il résulte de cette influence indéniable que, dans la thérapeutique des maladies de l'estomac, il sera de première importance de s'en prendre aux influences des autres viscères dans une foule de dérangements de la digestion.

Il ne faut pas, toutefois, ne considérer l'estomac que comme un réservoir inerte et passif, car souvent il réagit sur les autres organes.

Quand les organes digestifs sont malades, l'absorption souffre, elle ne peut bien s'effectuer quand les matériaux sur lesquels elle opère sont altérés. Or, l'absorption tient sous sa dépendance l'hématose; le sang, ne recevant plus les éléments réparateurs dont il a besoin, s'appauvrit, et la nutrition devient incomplète : le malade maigrit, perd ses forces, et l'état cachectique en sera la conséquence forcée, si une thérapeutique rationnelle n'y met promptement ordre.

Des causes nombreuses agissent sur l'estomac pour le rendre malade. Par leur qualité et leur quantité, les aliments, les boissons, les poissons, les corps étrangers se placent en première ligne; puis, nous trouvons la chaleur et le froid; enfin, une foule de causes plus ou moins connues auxquelles on donne le nom de causes épidémiques; une obscurité plus grande cacherait encore le mécanisme des causes dues à une perturbation du système nerveux, à des émotions vives, à des chagrins, à une maladie générale, si la science n'avait éclairé de son flambeau cette branche de l'art de guérir.

Les maladies propres à l'estomac se divisent en plusieurs espèces : les *dyspepsies chimiques*, la dyspepsie flatulente en est le résultat fréquent; c'est une affection dans laquelle la digestion ne se fait pas naturellement, parce que le suc gastrique est en trop petite ou en trop grande quantité, ou bien parce qu'il n'a pas les propriétés chimiques nécessaires à son action.

Les *dyspepsies physiques* dépendent de corps étrangers ou d'une altération anatomique des tissus musculaires ou glandulaires de cet organe; altération qui produit souvent la dilatation de ce viscère, ce qui le rend incapable d'agir convenablement.

Les *dyspepsies nerveuses* ayant leur siège dans l'estomac lui-même ou provenant d'une influence sympathique d'autres organes.

D'après cette division simple, autant que claire, il est facile de voir, qu'avant d'ordonner un traitement, le médecin devra s'enquérir scrupuleusement de la nature de la maladie, afin d'éloigner les causes qui l'ont produite. Le traitement variera donc d'après l'espèce de dyspepsie reconnue.

La *gastralgie*, ou douleur stomacale, accompagne souvent les diverses espèces de dyspepsies; d'autres fois, elle existe seule comme symptôme nerveux.

Le *ramollissement de la muqueuse stomacale* n'est qu'un des résultats des dyspepsies et souvent le premier degré des diverses ulcérations de cet organe. Pour les intestins, nous éviterons à nos lecteurs de leur répéter les mêmes divisions.

Parmi les symptômes des maladies du tube digestif, les uns sont locaux, et consistent dans une perversion des actes des organes malades; les autres résultent du dérangement des digestions, et, par suite, de l'enchaînement naturel des fonctions; d'autres symptômes sont sympathiques.

Il nous suffira de citer l'anorexie ou l'inappétence, la boulimie, état dans lequel la faim a besoin d'être satisfaite très promptement, les perversions digestives, le pyrosis, ou sentiment de brûlure, les vomissements, pour que les malades y reconnaissent facilement le symptôme qui prédomine dans leur maladie.

Parmi les résultats presque immédiats et fréquents des affections de l'estomac, nous avons cité la dilatation de cet organe; elle a des symptômes qui lui sont propres et son traitement comporte des indications particulières. Elle résulte de l'accumulation de substances alimentaires ou d'un dégagement considérable de gaz.

A ce propos, nous insisterons sur les mauvais effets des eaux artificielles et des eaux minérales naturelles surchargées, dont beaucoup de personnes abusent si fréquemment. Dans ces conditions de dilatation, l'estomac ne peut agir ni physiquement en triturant les substances alimentaires, sur lesquelles il n'a plus prise, ni chimiquement, parce que ses glandes, n'étant plus excitées par le contact des aliments, cessent de produire les sucs nécessaires à la digestion.

Le renouvellement fréquent de cette dilatation fait perdre peu à peu aux fibres de l'estomac la propriété de se contracter, de revenir sur elles-mêmes, ainsi que la sensibilité, ce qui produit une inertie difficile bientôt à guérir. L'abus des eaux artificielles et des eaux naturelles trop riches en gaz ou surchargées réduisent l'estomac à ne plus être souvent qu'un sac inerte, incapable de digérer.

La distension des voies digestives par les liquides et par les aliments pris en trop grande quantité produit les mêmes résultats qu'une tumeur cancéreuse, qui, siégeant au pylore, gênerait au passage et à l'écoulement des substances ingérées et produirait des vomissements fréquents.

Nous ne parlerons pas des hémorragies essentielles des voies digestives, car elles sont rarement des maladies, mais plutôt le symptôme d'affections de ces organes. En effet, sauf la *dysenterie*, affection caractérisée par de très fréquents besoins, suivis de très petites selles glaireuses et sanguinolentes, nous ne voyons pas de maladies du tube digestif dans lesquelles l'hémorragie constitue un élément essentiel de la maladie.

La *gastro-entérite aiguë* est rare, comme maladie idiopathique; mais il n'en est pas de même de la *gastro-entérite chronique*, qui succède souvent à la première. La douleur appelée *crampe* est un des caractères de cette maladie; tantôt elle se développe spontanément; tantôt elle est provoquée par la pression; d'autres fois, l'ingestion d'aliments indigestes ou trop abondants ou l'indigestion la font naitre.

Le plus souvent l'appétit est diminué, quelquefois il est nul; le dégoût pour les aliments et la crainte de provoquer de la douleur ou des tiraillements l'expliquent. Le malade accuse du malaise, une ardeur brûlante, un gonflement de l'épigastre, des rapports acides, souvent suivis de nausées et de vomissements qui, parfois, le soulagent. La constipation alterne d'ordinaire avec la diarrhée; mais quand la lésion occupe principalement les intestins, la diarrhée est de règle.

Le *catarrhe de l'estomac*, ou *pituite*, est le plus souvent un des symptômes de la gastrite chronique, il est caractérisé par des vomissements plus ou moins abondants d'un liquide glaireux, analogue au blanc d'œuf, et qui ont lieu le plus ordinairement le matin à jeun ; on le rencontre fréquemment chez les personnes qui font un grand usage de boissons alcooliques et chez celles qui fatiguent trop fréquemment leur estomac par de mauvaises digestions.

Le *catharre des intestins* est un des symptômes de l'entérite chronique ; il est caractérisé par de fréquentes diarrhées, sans trace d'inflammation aiguë.

Les difficultés pour le diagnostic des maladies du tube digestif sont dues à ce que souvent les symptômes sympathiques masquent complètement les symptômes locaux. Par sa sagacité, un médecin éclairé parviendra le plus souvent à reconnaître la maladie qu'il sera chargé de guérir.

Une diète bien entendue, des boissons rafraîchissantes, des dérivatifs énergiques doivent former les bases du traitement ; l'attention du praticien doit être attirée sur la marche habituelle de ces maladies, qui ont une grande tendance à passer à l'état chronique. Son but sera d'empêcher cette transformation par un traitement approprié.

Les eaux minérales naturelles à base de chaux ou de silice, très peu ou pas du tout gazeuzes, sont préférables aux eaux sodiques et très chargées de gaz. Les premières aident à la cicatrisation et diminuent la douleur, tandis que les secondes sont souvent trop irritantes.

Les purgatifs sont indiqués dans les cas où la maladie revêt la forme catarrhale ; les pilules de Morison-Moulin ont été souvent très utilement employées. Ces évacuants modificateurs procurent de très heureux effets : ils modifient l'irritation sécrétoire dont la membrane muqueuse des voies digestives est le siège. Dans ces viscères, comme dans plusieurs autres parties du corps affectées de phlegmasies ou fluxions catarrhales, cette heureuse modification est fréquemment suivie d'une guérison complète.

Les affections nerveuses de l'estomac s'observent souvent et réclament un traitement qui diffère, sous plusieurs rapports, de celui qui est utile dans les cas de gastrite chronique. Dans ce cas, l'hydrothérapie favorise les effets des médicaments purgatifs reconstituants. Les purgatifs végétaux comptent de nombreux succès en réveillant les fonctions de la muqueuse des voies digestives.

En englobant dans une même description les maladies de l'estomac et des intestins, nous n'avons pas eu la prétention d'innover; nous avons voulu éviter au lecteur des redites forcées et des répétitions fatigantes. Les mêmes réflexions s'appliquent souvent aux deux portions d'un même appareil, dont les fonctions ne sont pas les mêmes, mais s'entr'aident pour parvenir au même résultat final : la nutrition. Des liens intimes les unissent aussi dans leurs maladies, et souvent même les unes ne proviennent que de l'extension des autres.

Il existe cependant des lésions qui sont plus particulières aux intestins, et parmi elles nous trouvons les ulcérations tuberculeuses, celles de la fièvre typhoïde et les altérations produites par la présence des vers intestinaux.

Il n'entre pas dans notre plan de traiter des hernies ni des troubles que produit leur étranglement, pas plus que des nœuds que les intestins forment avec leurs nombreuses circonvolutions, ces lésions étant plus spécialement du domaine des chirurgiens.

Mais il est deux maladies des intestins dont la curation nous incombe particulièrement, nous voulons parler des *coliques saturnines et mercurielles* qu'il importe de ne pas confondre avec les névralgies ou les douleurs rhumatismales. Nous parlerons brièvement des coliques néphrétiques et des coliques hépatiques et nous terminerons par les hémorroïdes.

Vers intestinaux. — Les seuls vers intestinaux qui se trouvent chez l'homme sont le ténia ou ver solitaire, ainsi appelé parce qu'on l'a cru longtemps solitaire, ce qui n'est pas; car nous en avons souvent rencontré plusieurs expulsés en même temps; le tricocéphale dispar, l'oxyure vermiculaire et l'ascaride lombricoïde.

Nous ne les décrirons pas longuement, les sachant assez connus de nos lecteurs; nous nous contenterons de donner quelques détails indispensables.

Le *tricocéphale dispar*, dont le corps est capillaire dans la plus grande partie de son étendue et dont la tête est presque imperceptible, est long de deux à quatre centimètres; on en observe quelquefois vingt et plus.

L'*oxyure vermiculaire* a un corps filiforme cylindrique, long de cinq à dix millimètres au plus. C'est celui qui tourmente surtout les enfants, qui en ont souvent des milliers. L'*ascaride lombricoïde*, dont le corps est cylindrique, est long de 8 à 30 centimètres; il ressemble beaucoup au ver de terre, mais il est blanc.

Le *ténia*, ou *ver solitaire*, est un ver plat comme un ruban; ses anneaux se séparent facilement, et les personnes qui en sont affectées éprouvent une sensation désagréable lorsque, s'échappant par l'anus, il tombe et se colle sur les cuisses. Il y en a de deux espèces : le ténia armé, plus dangereux, et le ténia non armé, avec deux variétés d'après la longueur des anneaux.

De ce que certains médecins ont attribué aux vers intestinaux une importance trop grande dans la pathologie des enfants, il ne convient pas de restreindre par trop leur influence et de refuser de reconnaître les maladies et les symptômes auxquels ils donnent naissance.

Il faut, pour être sincère, avouer que les maladies occasionnées par la présence des vers dans le tube digestif sont peu connues, parce qu'elles ont été systématiquement étudiées. Il importe avant tout de bien apprécier les symptômes auxquels leur présence donne lieu et les moyens de distinguer les accidents qu'ils produisent de ceux qui dépendent d'autres causes.

La langue chargée, la salive plus abondante, l'haleine acide, des grincements de dents pendant le sommeil, un sentiment de picotement et de constriction à la gorge, un changement dans l'appétit en plus ou en moins, des nausées et quelquefois des vomissements, des picotements, le ballonnement du ventre, des vers ou des portions de vers dans les selles, l'amaigrissement, la pâleur du visage, la dilatation des pupilles et l'encadrement des yeux par un cercle bistré, des démangeaisons au nez et à l'anus, une toux sèche pendant la nuit et souvent avant le repas, voilà les principaux symptômes qui permettent de soupçonner ou d'affirmer la présence des vers dans le tube digestif.

S'ils sont en grand nombre, les vers produisent une véritable irritation intestinale, même une inflammation dangereuse et la perforation des voies digestives, ainsi que le prouvent les faits publiés par Mondière, Guersant, Becquerel, Destrez, etc. Les convulsions déterminées par les vers sont très fréquentes, nous les avons souvent observées. Quelques espèces remontent dans l'estomac et sont rejetées par les vomissements. On a constaté des cas de mort par asphyxie causée par l'introduction d'ascarides dans les voies aériennes.

L'hygiène joue un grand rôle comme moyen préservatif, prophylactique, contre la diathèse vermineuse; mais quand on ne l'a pas appliquée, il faut nécessairement avoir recours aux vermifuges et aux purgatifs excitants. Tout le monde connaît les propriétés du semen-contra, de la santonine, du calomel, du pétrole, de la mousse de Corse, de l'absinthe, des ténifuges, le kousso, l'écorce de racine de grenadier sauvage, l'huile essentielle de fougère mâle, les graines de citrouille, le kamala et quantité de remèdes secrets plus ou moins actifs.

Leur emploi n'empêche pas d'avoir recours aux purgatifs; il les commande même.

Après l'administration d'un vermifuge qui, le plus souvent, ne fait qu'endormir le ver, il est indispensable d'avoir recours aux purgatifs. Nous pouvons alors recommander, comme ayant fait leurs preuves, les pilules purgatives de Morison-Moulin; à leur action spéciale, s'unit la propriété excitante particulière dont elles jouissent, qui ranime la forme contractile souvent fatiguée des parois intestinales, et facilite la prompte expulsion des locataires du tube digestif, en même temps qu'elle aide à la sortie et au rejet rapide des œufs des vers par l'augmentation d'action qu'elles impriment aux sécrétions de la muqueuse gastro-intestinale, ce qui empêche leur reproduction et amène une guérison certaine que les vermifuges ne procurent pas toujours.

L'usage de ces pilules permet de ne pas être obligé de recommencer souvent à donner aux personnes ayant des vers un traitement vermifuge.

Effet fortifiant des Pilules Morison-Moulin

Je désirerais recevoir deux boîtes à 4 francs de vos pilules Moulin-Morison, n° 1, deux boîtes à 4 francs, n° 2. Ci-joint mandat de 16 francs.

J'étais d'une débilité extrême, j'en ai pris deux boîtes pendant le mois de novembre; elles m'ont déjà si bien fortifiée que je veux continuer l'usage. Cette faiblesse extrême me pesait sur le dos depuis le mois de juin dernier.

Je supporte vos pilules bien facilement, Monsieur le pharmacien, même lorsque je suis arrivée à cinq. C'est-à-dire que j'en prends cinq n° 1 immédiatement avant de déjeuner et cinq n° 2 le même jour avant de souper.

Je commence par une n° 1 le matin et une n° 2 le soir, puis j'en prends deux, puis trois; arrivée à cinq je continue pendant huit jours et je diminue après quatre, trois, deux et une à la fois.

J'espère que mes selles seront toujours bien régulières, même lorsque je ne prendrai plus de vos pilules.

Agréez, etc.

JOSPART, Institutrice.
Vaux-Dorne-Fallois, près de Liège (Belgique)

Contrefaçon

Monsieur,

Je vous envoie ci-inclus un mandat de 4 francs, afin que vous ayez l'obligeance de me faire parvenir encore une boîte de pilules n° 1 et une n° 2. Je vous envoie aussi, par pli séparé, la boîte que j'ai achetée à Marseille avec la promesse formelle que je n'en commanderais plus de celles-là, car chaque fois que j'avais pris de ces pilules, j'éprouvais des maux de cœur, des nausées et d'autre part malaise général; au physique, j'étais devenu méconnaissable, chose qui ne se produit pas depuis que je prends celles que vous m'envoyez. J'ai eu soin d'en laisser une dans la boîte pour que vous l'analysiez, et je ne serais pas étonné que vous y trouviez quelque drogue très nuisible à la santé.

FALIONI.

St-Martin, Lantosque (Alpes-Maritimes).

Nous savons depuis longtemps que des pharmaciens peu scrupuleux vendent au rabais des boites parfaitement imitées, et renfermant des pilules nuisibles à la santé, à Paris et en province. Récemment, dans une de ces pharmacies à réclame, un client entre, demande deux boîtes de pilules, on lui demande s'il veut des vraies; sur sa réponse affirmative, on lui donne deux boîtes *fausses* que le malheureux accepte sur parole et dont il s'est très mal trouvé.

Nous ne pouvons que conseiller à nos clients de s'adresser directement à notre maison, c'est le seul moyen certain de ne pas être trompé.

IV

DES COLIQUES

Les coliques sont des douleurs vives dans le ventre.

Nous ne parlerons pas ici de toutes les coliques décrites par les médecins de terre et de mer (ces derniers s'étant occupés spécialement des coliques sèches, qu'on rencontre souvent dans les pays chauds) ; nous limiterons cette partie de notre travail aux *coliques de plomb*, aux *coliques hépatiques* et aux *coliques néphrétiques*.

Les *coliques de plomb* ou *coliques saturnines* se rencontrent chez les ouvriers qui travaillent et qui emploient le plomb et ses composés divers, entre autres la céruse.

Le ventre de ces malheureux au teint jaunâtre est rétracté et dur ; il est le siège de douleurs continuelles, accompagnées d'une constipation difficile à vaincre ; leurs gencives sont colorées en bleu ardoise qui forme un liséré autour de l'implantation des dents. Les vomissements sont fréquents, l'amaigrissement est très prononcé par suite de l'inappétence ; et ces malades meurent souvent de paralysie consécutive lente, mais progressive.

La méthode purgative possède contre cette terrible maladie une influence favorable qu'aucun médecin instruit n'oserait lui contester.

La constipation, difficile à vaincre dans la colique saturnine, exige un traitement énergique : il faut ranimer au plus vite la sensibilité déjà paralysée de l'intestin qui, ne rejetant pas le poison qu'il contient, favorise son absorption, en le laissant plus longtemps en contact avec la muqueuse, dont les propriétés absorbantes sont facilitées par l'inertie d'expulsion dont elle est frappée.

La méthode purgative offre un soulagement prompt et qui prévient la fréquence des rechutes, surtout quand elle est aidée par une alimentation largement lactée, l'administration de l'iodure de potassium, la limonade sulfurique, les bains sulfureux suivis de frictions chargées de rendre à la peau la faculté de reprendre ses fonctions éliminatrices, et les préparations opiacées qui seules sont capables de diminuer les douleurs.

Le fameux traitement de la Charité, autrefois employé, était basé sur la méthode évacuante ; mais il est trop long et trop dégoûtant à prendre. Les pilules de Morison-Moulin l'ont détrôné ; leur emploi facile et leur effet certain assurent leur suprématie dans la plupart des cas. Les propriétés excitantes des végétaux qui entrent dans leur composition expliquent les bons résultats qu'elles procurent.

Les *coliques hépatiques* ont pour siège le foie et les canaux qui déversent la bile dans les intestins ; elles sont causées par le passage difficile d'un calcul à travers les vaisseaux biliaires, dont le calibre n'est pas assez grand pour lui livrer un libre parcours.

Ce sont des douleurs d'une extrême acuité, qui font que le malade, très inquiet, se tord en tous sens et ne sait quelle position prendre ; la région hépatique, principalement au voisinage de la vésicule biliaire, est excessivement sensible ; les vomissements en sont l'accompagnement forcé. La jaunisse, produite par le passage de la bile dans le sang, est fréquente; les matières fécales sont grises et les urines d'un jaune foncé.

Les purgatifs sont très utiles dans cette douloureuse maladie et les pilules de Morison-Moulin rendent d'incontestables services, ainsi que dans plusieurs autres maladies de foie, en favorisant les mouvements péristaltiques des intestins; elles aident à la progression du ou des calculs du foie dans ses canaux, et à leur expulsion dans les voies intestinales; elles rendent aux selles leur régularité et rétablissent les digestions.

Les *coliques néphrétiques* ont pour siège les reins, et sont déterminées par la difficulté qu'éprouvent des pierres, formées dans ces organes, à être expulsées par les uretères, « vu l'inégalité de calibre dans leurs canaux et du calcul » dans la vessie où ils tomberont.

Aussi vives que les coliques hépatiques, elles siègent au niveau de la région lombaire, à droite ou à gauche, selon l'organe lésé; elles s'étendent, en descendant obliquement, le long des voies urinaires. Elles provoquent souvent des vomissements, et ne cessent qu'après que le calcul est sorti du canal étroit qui le contenait.

De même que pour les coliques hépatiques, on a vanté un grand nombre de médications comme capables de guérir les coliques néphrétiques en dissolvant les calculs. Certaines eaux minérales ont prétendu à cette action; mais il est prouvé qu'elles ne servent qu'à dissoudre la substance agglutinative qui réunit ensemble les nombreuses granulations qui forment ces calculs biliaires et rénaux.

En favorisant la nutrition générale, c'est-à-dire en activant les actes d'assimilation qui s'opèrent continuellement dans l'organisme, les pilules de Morison-Moulin seront un obstacle utile à la formation de ces dépôts. Elles ont l'avantage d'opérer comme agent préservatif, en débarrassant l'économie de ces déchets provenant d'une combustion incomplète de nos tissus, dont le travail d'usure et de réparation se fait sans relâche.

Les *hémorroïdes*, ou la dilatation des veines de la portion terminale de l'intestin, sont toujours le produit, chez une personne pléthorique et sédentaire, d'une alimentation trop échauffante, unie à une constipation fréquente.

Beaucoup de personnes connaissent, par elles-mêmes ou par oui-dire, leurs grands inconvénients. Nous n'avons pas l'intention de répéter ce que nous avons dit en parlant des tempéraments, mais c'est pour nous un devoir de rappeler qu'avec l'usage modéré et fréquent des pilules dépuratives et purgatives de Morison-Moulin, il sera facile de ne pas avoir d'hémorroïdes et de guérir celles dont l'existence a précédé la médication que nous conseillons.

Hémorroïdes

Monsieur, il y a deux ans, j'ai fait usage de votre pommade dermatique contre les hémorroïdes, au bout de cinq jours de pansement j'ai été radicalement guéri, sans éprouver la moindre douleur depuis cette époque. En conséquence, je vous serai très reconnaissant de m'en expédier deux pots pour venir en aide à deux de mes amis qui en sont atteints. Le directeur de l'école de Fondouck, près Alger.

Monsieur Moulin, ci-joint un mandat-poste de 12 francs. Vous aurez la bonté de m'envoyer 6 pots de votre pommade dite dermatique. Je suis heureux d'avoir connu votre pommade, car depuis bien des années je souffrais des hémorroïdes, au point que je ne pouvais vaquer à mes affaires, ni même sortir, je me privais de toute distraction. C'était une souffrance continuelle. J'avais essayé une foule de remèdes et aucun ne me soulageait. Ce n'est que depuis que je fais usage de votre pommade que je vais bien. J'en ai remis à plusieurs personnes, qui comme moi s'en trouvent très bien. Lorsque cette pommade sera connue, je vous en vendrai beaucoup, car il y a beaucoup de personnes atteintes de cette maladie. Si cela vous fait plaisir, vous pourrez publier ma lettre, à condition que vous ne signerez pas mon nom, vous mettrez un habitant du Sud-Algérien. Car c'est rendre service à l'humanité, que de faire connaître cette pommade. Veuillez agréer, etc., M..., à Djelfa.

V

HYDROPISIES

La connaissance de la production des hydropisies porte sur trois points principaux : les appareils anatomiques qui les opèrent, le mécanisme physiologique qui met en action ces instruments et les conditions pathologiques qui les déterminent.

L'étude de l'homme sain et celle de l'homme malade se prêtent un secours mutuel ; et si la recherche des agents et du mécanisme de l'absorption et de l'exhalaison jette de la lumière sur la production des hydropisies, à leur tour, les recherches sur cette grave altération survenue dans le corps humain] éclaircissent les questions relatives aux voies par lesquelles les liquides sont déposés et repris dans les différentes cavités de l'organisme et dans l'épaisseur du tissu cellulaire.

Cela se rapporte donc à l'anatomie et à la physiologie, tant pour l'état de santé que pour l'état de maladie.

Le médecin praticien demande quelque chose de plus : il lui importe de découvrir, dans une hydropisie, des conditions qui lui servent d'indice sur le parti à prendre et sur la méthode curative à employer. C'est le point le plus important et sur lequel les opinions des médecins se sont beaucoup exercées.

L'hydropisie est le résultat d'un défaut de proportion entre l'absorption et l'exhalation, soit que l'une se soit accrue et l'autre diminuée, soit que ces deux états coïncident ensemble. Les belles expériences de Magendie ont éclairé cette question.

Les indications thérapeutiques des hydropisies ne se basent plus sur la présence seule du liquide séreux épanché sous la peau ou dans les cavités du corps humain, mais doivent remonter aux altérations préexistantes et génératrices.

Du rang de maladie que les hydropisies avaient dans l'ancienne médecine, elles sont passées au rang de symptôme, principalement des maladies du cœur, du foie, des reins, et des altérations du sang lui-même.

Le traitement des hydropisies comprend trois indications principales à remplir :

1° Combattre, quand elles sont symptomatiques, les affections primitives qui les ont produites.

2° Attaquer la condition générale de l'organisme.

3° Procurer, par une voie ou par une autre, l'écoulement des liquides accumulés.

Il n'entre pas dans le plan de ce travail d'examiner, l'une après l'autre, les maladies qui produisent les hydropisies, ni d'exposer les moyens variés, plus ou moins efficaces, dont la médecine peut disposer contre elles.

Nous insisterons d'autant plus sur les autres indications, car il est très important pour le praticien de savoir distinguer à quelles conditions générales sont dues les hydropisies. L'appréciation exacte de la diathèse qui la produit fournit au médecin des lumières sans lesquelles le traitement ne peut être heureux. Combattre l'hydropisie, sans traiter l'état général qui lui donne naissance, serait une entreprise vaine, qui n'aboutirait à aucun résultat utile. Mais à mesure que l'on se rend maître de la cause productive, il faut songer à l'évacuation des liquides épanchés, par quelqu'une des voies qui paraissent les plus favorables et par les moyens que la médecine est dans l'habitude d'employer à cet usage. Ici, les purgatifs s'unissent aux diurétiques et aux sudorifiques. Quand il n'y a pas de douleurs, quand l'hydropisie est étendue, quand il n'y a ni fièvre ni phlegmasie, les pilules purgatives de Morison-Moulin sont toujours employées avec sûreté et ont donné quelquefois des résultats merveilleux. Mais il ne faut pas attendre pour cela que le malade soit tombé dans un état cachectique, ni que son estomac et ses intestins soient en mauvais état.

Les pilules de Morison-Moulin sont un moyen énergique d'agir sur le canal intestinal, de produire des évacuations aqueuses très abondantes et de déterminer une absorption qui, dans les cas favorables, débarrasse le malade de la sérosité épanchée. Elles ont procuré des guérisons qui, à une époque peu éloignée de nous, auraient certainement fait crier au miracle (1).

Il est indispensable que le malade revienne, aussi souvent que son état de santé l'exige, à l'emploi de ces pilules, jusqu'à ce que la guérison soit assurée ; autrement l'hydropisie renaît rapidement.

Les altérations que présente l'urine chez les hydropiques ont naturellement conduit les médecins à l'emploi des diurétiques. Cependant, ces moyens sont loin de produire, dans tous les cas, une action sur laquelle on puisse compter. Il n'y a aucune série d'agents médicinaux plus précaires, dans leurs effets, que les diurétiques (soit la scille, la digitale, le jaborandi), car ils sont souvent trop irritants et ils peuvent être encore nuisibles par leurs effets narcotiques.

Quoiqu'il y ait des exemples de guérison par les diaphorétiques (on appelle ainsi les médicaments qui provoquent la sueur), cependant l'incertitude est encore plus grande qu'avec les diurétiques. Au premier rang des sudorifiques, il faut placer, pour le traitement des hydropisies, ceux qui s'adressent directement à la peau, comme les bains de vapeur, les fumigations aromatiques, les bains de sable chaud. Les opiacés présentent trop de dangers pour que leur

---

(1) Voir la lettre placée à la fin de ce chapitre.

emploi soit recommandé sans ordonnance spéciale du médecin.

Le régime alimentaire que l'on doit prescrire aux hydropiques dépend de trop de conditions particulières pour que nous puissions donner ici aucune règle générale. Cependant, nous dirons que la diète lactée, employée systématiquement, a souvent produit de bons effets, mais plus spécialement dans les maladies des reins, surtout la néphrite albumineuse, et dans les affections nerveuses du cœur.

Exemple de guérison d'hydropisie

« Monsieur, je dois la vie à vos pilules Morison. Atteint d'hydropisie depuis très longtemps, il y avait trois mois que je ne pouvais plus me lever de mon fauteuil. Trois médecins m'avaient donné leurs soins, et après avoir subi cinq ponctions, je n'aurais peut-être pas pu supporter la sixième, lorsqu'une de mes voisines, Mme Fleuriot, qui avait été guérie de la même maladie par vos pilules, me donna votre adresse. Je commençai le traitement dans les premiers jours de mai de cette année par 10 pilules ; plus tard, je suis allé jusqu'à 25 et 30 et même, un jour, 45 à la fois. Dès les premiers jours, je rendais, en moyenne 5 à 6 litres d'eau ; mon ventre diminuait à vue d'œil, je pouvais me promener.

« Au bout d'un mois, l'enflure était entièrement disparue et, après ce temps, je reprenais mon travail. Maintenant, je me sens plus fort qu'avant ma maladie.

« Recevez, monsieur Moulin, l'assurance de ma sincère gratitude.

« AUGUSTIN BESSE.

« Marchand de bois et charbon, 88, rue Miromesnil.

« Paris, 18 novembre 1875. »

VI

MALADIES VÉNÉRIENNES

Les *affections vénériennes* sont des maladies dues aux rapports abusifs ou impurs des personnes des deux sexes.

Les affections syphilitiques ne forment qu'un chapitre des maladies vénériennes et sont dues au passage dans le sang et dans les humeurs de l'organisme d'un liquide impur appelé virus et possédant le pouvoir de transmettre une maladie semblable à celle qui lui a donné naissance : la syphilis.

Parmi les affections vénériennes, nous citerons : la *blennorragie simple* (la blennorragie syphilitique n'étant que le produit d'un chancre dans le canal, on en a même trouvé dans la vessie), l'*orchite* ou gonflement des testicules, la *balanite* ou inflammation du gland. L'*ophtalmie blennorragique,* le *chancre mou* en dépendent.

Les *affections syphilitiques* comprennent : le *chancre induré*, l'*adénite* ou *bubon*, quand elle siège à l'aine, les *plaques muqueuses*, les *condylomes* ou végétations de la peau, les *tumeurs* du *foie*, du *cerveau* et de la *moelle épinière* ; divers exanthèmes : *roséole*, *ecthyma*, *psoriasis ;* l'*onyxis*, l'*alopécie* (chute des cheveux, des cils et des sourcils), l'*iritis*, etc.

Parmi les affections vénériennes, nous nous attacherons principalement au traitement de la blennorragie, qui en est l'expression commune et dont les autres manifestations ne sont que des conséquences, heureusement non indispensables, ni forcées.

La *blennorragie* est le catarrhe du canal de l'urètre de l'homme ou de la femme; elle est souvent accompagnée d'un état inflammatoire des tissus environnants, caractérisé par de la rougeur, un léger gonflement, de la douleur plus ou moins vive, suivant l'acuité de la maladie, variant depuis le plus léger picotement, même une légère démangeaison, qui n'est pas toujours pénible, jusqu'à la sensation cruelle que produirait le passage forcé dans le canal d'un mur armé de débris de bouteilles, d'après l'expression d'un de nos plus illustres maîtres. Quelquefois l'inflammation cause une tension et une irritation si grande qu'il en résulte un état d'éréthisme tel que l'érection est cruellement et ridiculement permanente. C'est ce qu'on appelle la chaude-pisse cordée, contre laquelle les bains locaux ou généraux, souvent répétés, ainsi que les antiphlogistiques et quelques purgatifs, sont de première nécessité. Les pilules purgatives de Morison-Moulin sont encore très utiles dans ce cas.

Le liquide qui s'écoule de l'urètre varie beaucoup de quantité et de nature, depuis une simple goutte de liquide, peu dense, légèrement opalin, jusqu'à l'écoulement verdâtre, épais et quelquefois tellement abondant qu'il pourrait couler jusque dans les bottes.

Le siège de l'inflammation, le plus souvent limité à la portion antérieure du canal de l'urètre, se propage quelquefois jusqu'à l'orifice vésical et produit le besoin fréquent et douloureux d'uriner.

La durée de la blennorragie varie d'après l'impureté du contact sexuel et l'abus, mais aussi beaucoup d'après le traitement mis en usage et le régime suivi avant et après la guérison. Et si, usant de notre expérience, nous affirmons qu'un grand nombre de personnes ne parviennent que très difficilement et quelquefois jamais à s'en débarrasser, nous sommes assuré que nous serons compris d'un grand nombre de nos lecteurs.

Que faut-il donc faire pour se guérir d'une maladie qu'on attrape souvent en riant, mais qui cause beaucoup d'ennuis?

Aux personnes douées d'un peu de volonté et de persévérance, nous croyons rendre un véritable service en leur recommandant les pilules Morison-Moulin.

Commencer par six pilules n° 1 le premier jour, six n° 2 le second jour; augmenter d'une pilule tous les deux jours, jusqu'à ce que l'on soit arrivé à 9 ou 10 par jour.

Pendant un intervalle de 2 à 8 jours, l'écoulement et même la douleur paraissent plutôt augmenter que diminuer. Après ce temps, tout va en diminuant, et il est rare que la durée du traitement dépasse trois semaines.

Lorsqu'on est arrivé à 9 ou 10 pilules par jour, continuer ces doses pendant quelque temps, si l'inflammation n'a pas diminué; après, aller en décroissant, selon le résultat obtenu, jusqu'à complète guérison. Il est nécessaire, surtout les huit premiers jours, de boire en même temps, par intervalles, dans la journée, 5 à 6 verres de *limonade végétale* préparée avec 2 ou 3 cuillerées à café de poudre par verre d'eau. Il est très bon aussi de prendre 2 ou 3 injections Moulin par jour (*voir à la suite*). On peut couper les deux ou trois premières avec moitié eau.

On a beaucoup vanté et employé les baumes et essences de copahu, santal, cubèbe, etc. Chacun d'eux trouve son indication dans certaines périodes de la maladie. Les dragées basalmiques au baume de copahu et cubèbe de Moulin rendent de grands services. Les boissons délayantes et mucilagineuses, ainsi que la limonade végétale, sont très utiles dans la première période pour enlever à l'urine sa grande acidité, et, par suite, la rendre moins irritante en passant dans l'urètre malade.

Les injections, en agissant par les semblables, c'est-à-dire en produisant une inflammation franche plus facile à guérir, sont utiles dans certains cas; mais nous répudions celles qui sont irritantes et trop astringentes, car elles sont capables de produire des douleurs atroces, de causer la cystite ou inflammation de la vessie, celle de la prostate et de produire des rétrécissements.

L'injection curative et préservatrice de Moulin est facilement supportée; nous l'avons souvent employée avec succès et jamais nous ne l'avons vue suivie du plus petit accident, conditions qui la recommandent bien chaleureusement aux personnes dont le canal n'a pas encore été cuirassé par de nombreuses blennorragies. L'urètre très impressionnable du jeune homme et celui trop irritable de l'homme mûr se trouveront également bien de son emploi.

L'usage hygiénique de l'injection Moulin est très utile aux personnes qui se laissent plus souvent emporter par le caprice que par la réflexion et qui pêchent quelquefois en eau trouble. La composition de ce médicament a été combinée de telle façon que l'on en retirera toujours les plus grands avantages, soit comme agent préservatif, soit comme agent curatif.

Prémunissez-vous donc, vous tous qui courez le danger de recevoir de Vénus une faveur que vous ne recherchez certainement pas; et, si vous avez manqué de prudence en n'utilisant pas ce remède avant, du moins ne l'oubliez pas après.

Les maladies syphilitiques sont produites par un virus spécifique, capable de reproduire par inoculation des affections semblables, mais il n'a aucun rapport avec le pus de la blennorragie.

Ce virus se traduit par certains symptômes locaux toujours identiques à leur début; on ne le reconnaît que d'après ses effets, qui sont ceux qu'aurait produits une véritable intoxication. Le pus, auquel il est mélangé, ne présente aucun caractère distinctif; mais, heureusement pour le diagnostic, il n'en est pas de même de l'ulcération qui le produit, car elle offre une forme particulière, un aspect spécial et une induration spécifique qui indiquent sa virulence.

Il n'y a pas de contagion possible sans l'application du pus virulent sur un tissu, où il développe dans un temps variable une irritation érythémateuse, bientôt suivie d'une érosion, puis d'une ulcération. Voilà comment le chancre naît d'ordinaire. Si le tissu sur lequel le pus a été déposé est dénudé, si les couches les plus superficielles de l'épiderme, de la peau ou des muqueuses sont éraillées, la maladie se développe plus rapidement.

Le chancre induré, une fois produit, va devenir le point de départ d'une foule d'accidents provenant de l'absorption du virus syphilitique. Les vaisseaux lymphatiques, érodés par l'ulcération, vont porter dans tous les canaux le virus que sécrète la plaie. Les ganglions auxquels aboutissent les lymphatiques vont être bientôt malades; les adénites, appelées communément bubons, sont l'indice que l'infection s'est généralisée. Dans une période de temps qui peut varier de un à trois mois, va paraître une série de symptômes annonçant un trouble profond dans la santé de la personne infectée.

La *roséole syphilitique* est le premier des exanthèmes que produit cette maladie. Elle débute par de petites taches, d'une couleur de cuivre rouge ou mieux encore de jambon fumé, occupant d'abord la partie antérieure de la poitrine, puis toute la peau.

Les autres maladies de peau, produit de la syphilis : l'eczéma, l'ecthyma, le pemphigus, le lupus, l'acné, le psoriasis, le rupia viendront plus tard.

Des ulcérations dans la gorge, près des orifices naturels : la bouche, l'anus, le vagin, connues sous le nom de *plaques muqueuses*, paraîtront presque en même temps, ainsi que la chute des cheveux et l'inflammation des ongles à leur point d'implantation.

Tout est malade par la viciation du sang. Les lésions occupent la peau et les muqueuses : ce ne sont encore que les *accidents* dits *secondaires*.

A mesure que la diathèse syphilitique s'établit dans l'économie, ses manifestations changent de caractère; elles deviennent plus profondes et plus graves. Les tissus profonds, les os, les viscères, le foie, le poumon, le cerveau, les testicules, etc., seront atteints à leur tour. Ces lésions sont décrites sous le nom *d'accidents tertiaires;* elles détruisent en partie les organes et s'opposent à l'accomplissement régulier de leurs fonctions.

Le traitement des affections syphilitiques doit comprendre :

1° Le traitement de l'accident primitif ou primaire.

2° Le traitement des manifestations secondaires lorsqu'on n'a pu les empêcher de se produire.

3° Le traitement des accidents tertiaires.

Le traitement de l'accident primaire, du chancre induré, nous paraît devoir être mené avec rapidité.

La prudence recommande ici de ne pas perdre de temps, car l'absorption peut se produire rapidement. Il s'agit à tout prix de l'empêcher.

D'ordinaire on se contente de cautériser légèrement la plaie et on attend, pour savoir si le chancre sera ou non un chancre induré, c'est-à-dire un chancre infectant.

Il nous semble qu'en agissant ainsi, on s'expose à tout perdre, car il n'y a pas à temporiser. Il s'agit avant tout de devancer l'ennemi, c'est-à-dire de prévenir l'absorption du virus syphilitique.

Il faut que la cautérisation soit très énergique pour qu'elle soit efficace; aussi doit-on rejeter le nitrate d'argent et avoir recours, soit à la pâte de Vienne, soit au caustique de Velpeau, composé d'acide sulfurique et de safran, soit au nitrate acide de mercure ou bien encore au thermo-cautère.

Une fois cette indication capitale remplie, il s'agit d'enlever rapidement à l'organisme toutes les impuretés contenues dans ses humeurs, afin que la force vitale soit plus grande pour hâter la cicatrisation et s'opposer au développement rapide de l'infection, si l'on s'y était pris trop tard.

Il est des cas dans lesquels l'accident primaire (le chancre) ne s'indure pas et parcourt ses diverses phases sans empoisonner la constitution. Mais il peut affecter certaines formes compliquées de phagédénisme, dans lesquelles il s'étend sur de grandes surfaces, en dévorant tout ce qui s'oppose à sa marche envahissante.

Dans ces deux cas, c'est-à-dire, dès l'origine de tout chancre mou ou induré, autrement dit non infectant ou infectant, il faut d'abord cautériser énergiquement et de suite employer les dépuratifs, conjointement avec les purgatifs.

Le sang est le point de départ et l'aboutissant des actes continuels de composition et de décomposition qui entretiennent ce phénomène complexe, principe ou résultat, qu'on appelle la vie.

Si, à la masse de ce liquide qui circule dans le corps humain, s'adjoignent des principes impurs et que leur élimination, c'est-à-dire leur rejet de l'économie, ne s'opère pas régulièrement par les urines, les sueurs, l'exhalation pulmonaire, la sécrétion biliaire et les excrétions de toute nature, le sang sera maintenu dans une composition chimique qui le rendra impropre à remplir ses fonctions.

La dépuration est indispensable si l'on veut que l'intégrité de l'organisme reste complète.

Les sécrétions naturelles ne suffisant plus pour remplir le rôle exagéré qui leur est dévolu, on est obligé de chercher parmi les agents thérapeutiques ceux qui sont capables d'expulser les matériaux qui vicient le sang, La soustraction de ces impuretés n'est pas seulement utile à l'économie, elle est indispensable. Les sécrétions provoquées produiront une véritable dépuration, et les bons effets dus à leur emploi suivront rapidement l'expulsion des principes morbides capables de troubler les actions organiques.

Certains végétaux jouissent depuis longtemps d'une réputation méritée comme dépuratifs, dans beaucoup de maladies constitutionnelles ; les maladies syphilitiques tout particulièrement étant dues à l'impureté du sang, l'emploi de ces substances dépuratives est indiqué au premier plan. Plusieurs d'entre elles entrent dans la composition des pilules purgatives de Morison-Moulin et, par leur action élective spéciale sur les organes glandulaires, elles purifient le sang et les autres humeurs de l'organisme, soit en provoquant, au moyen de diverses sécrétions, l'expulsion des matières qui altéraient leur pureté, soit en détruisant directement ces principes de maladies, en les dépouillant de leurs qualités nuisibles.

On ne pourra jamais contester que le sang qui sert de véhicule au virus syphilitique ne soit profondément altéré et que cette altération ne produise les accidents que nous avons énumérés ci-dessus, dans l'organisme entier. L'indication thérapeutique du dépuratif en découle tout naturellement.

Les pilules Morison-Moulin vont chercher le virus dans la ramification des plus petits vaisseaux et l'expulsent par les selles. Il faut continuer leur emploi pendant un ou deux mois, à la dose de 6 à 10 par jour, en faisant alterner les deux numéros. Elles suffisent, presque toujours, pour la guérison et doivent, dans tous les cas, précéder et suivre les autres traitements.

Le vague que l'expression de dépuration emporte avec elle disparait devant les faits, lorsque l'application de cette méthode est faite scientifiquement et non empiriquement, comme on la pratique trop souvent. Les conseils d'un homme de l'art seront, dans ce cas, tout spécialement utiles aux malades, pour prévenir les dégâts que la syphilis produit trop souvent, lorsqu'elle est mal traitée, surtout dans le principe.

Les accidents secondaires de la syphilis sont souvent enrayés par le traitement mercuriel; on accorde dans ce cas une grande confiance aux biscuits du docteur Ollivier, dont les propriétés remarquables ont valu à leur auteur l'approbation de la Faculté de médecine et une récompense de 24,000 francs.

Les accidents tertiaires sont tributaires de l'iodure de potassium. Nous recommandons l'essence de salsepareille iodurée de Moulin.

De grandes questions humanitaires et sociales naissent de la transmission des maladies syphilitiques, non seulement à l'entourage des malades, mais encore à leurs enfants. Avec la plus grande liberté que nous désirons pour tout le monde, nous verrions avec plaisir une loi pour la préservation, autant que possible, et pour le traitement complet de la syphilis. Parmi les maladies que les parents transmettent le plus fréquemment à leurs enfants, la syphilis est la plus grave et aussi la plus fréquente, car elle affecte le sixième de la population. Cette terrible maladie détériore les constitutions humaines les plus solides, et favorise rapidement la chute des nations en abaissant le chiffre de la population, soit par les morts prématurées qu'elle détermine, soit par la stérilité qu'elle produit, sans compter la scrofule et la phtisie, héritage forcé des enfants des syphilitiques mal traités. Ce fléau abâtardit les races et décime les populations.

VII

SCROFULE.

Comme la syphilis, la scrofule est une maladie constitutionnelle, c'est-à-dire faisant partie intégrante de l'organisme vicié.

Le siège primitif de la scrofule est dans le sang et les humeurs du corps ; de là, elle s'irradie et pénètre dans les organes et les tissus profonds, pour se localiser de préférence dans quelques-uns d'entre eux.

Alors elle donne naissance, dans les divers organes et tissus du corps humain, à diverses inflammations dont la marche, quelquefois aiguë, est plus souvent lente et chronique.

C'est une maladie héréditaire, c'est-à-dire que les parents la transmettent à leurs enfants, ce qui explique sa grande fréquence.

Les rapprochements scientifiques, qui ont été faits entre la scrofule et la syphilis, nous obligent aussi à les rapprocher dans cette description. Il est des cas où la plus grande difficulté et quelquefois même une véritable impossibilité ne permettent guère de les distinguer dans leurs manifestations ultimes.

Avec Lugol, nous croyons que la scrofule est souvent la conséquence de la transmission d'une syphilis ancienne, affaiblie, diluée, diraient les homéopathes, à la deuxième ou à la troisième génération.

Il y a des médecins qui voient la scrofule dans toute maladie chronique de l'enfance et d'autres qui ne la voient jamais ! D'où vient cet écart si regrettable? Il y a exagération de part et d'autre, et ce sont les pauvres malades qui en souffrent. Les soins que ces médecins donnent à leurs patients dépendent de la fluctuation des théories existantes, et ils sont, par suite, sujets à de trop nombreuses variations.

La scrofule est une maladie qui apparaît souvent dès l'enfance. Elle poursuit ses ravages jusque dans l'âge mûr et produit trop souvent la tuberculisation, qui n'est, pour beaucoup de médecins sérieux, qu'une de ses manifestations.

Lugol considérait même ces deux maladies comme une seule et même affection, à des périodes différentes. Et ce qui donne à son opinion un puissant appui, c'est qu'on a été obligé d'inventer l'expression de tuberculisation scrofuleuse, pour se rendre compte d'un grand nombre de symptômes observés dans une des formes de la tuberculose.

Le scrofuleux est chétif, maigrelet ; sa tête est très développée, comparativement surtout au petit volume de son corps ; on dirait un volumineux champignon posé sur un cou long et effilé, cet être maladif est intelligent, mais souvent paresseux ; il semble que ses forces musculaires, trop faibles, ne peuvent répondre à l'effort du travail qu'exige son système nerveux, extraordinairement développé ; son sang est pauvre en globules rouges et en fibrine, dans ses vaisseaux ne circule guère que du sang blanc. Les maladies dont il est affecté sont rarement inflammatoires et franches ; elles ont toujours une tendance à devenir chroniques ; son système musculaire est faible et peu développé ; il n'a ni les biceps d'un boulanger, ni le mollet d'une danseuse. La gymnastique rationnelle, non pas celle des clowns, lui sera d'une grande utilité.

Par contre, les organes glandulaires du scrofuleux et le système lympathique sont très développés, ce qui explique le gonflement fréquent, chez ces malades, des amygdales, des ganglions mésentériques, des glandes du cou, qui souvent suppurent et donnent naissance à ces cicatrices indélébiles que l'on nomme écrouelles et qui ont quelque chose de repoussant.

Les affections de la peau et des muqueuses ne sont pas rares chez les scrofuleux ; dans le jeune âge, ils ont ce qu'on appelle vulgairement les croûtes de lait, qu'un absurde préjugé contribue à laisser défigurer le pauvre petite être qui en est affecté. Plus tard viendront les maladies des yeux, les écoulements chroniques et purulents des oreilles et du nez ; maladies difficiles à guérir et d'autant plus fâcheuses que leur gravité vient en grande partie de la faute des parents qui n'y ont pas attaché, dès le début, une attention suffisante. N'avons-nous pas trouvé toutes ces lésions dans la description des accidents secondaires de la syphilis ?

En continuant, nous arriverons aux accidents tertiaires. En effet, après les altérations des glandes de la peau et des muqueuses, surviennent, chez les scrofuleux, celles des tissus fibreux, des os et des membranes (périoste) qui les recouvrent et servent à leur nutrition. Ces maladies sont désignées sous le nom de périostite, ostéite, carie, nécrose; ce sont elles qui donnent naissance à des abcès froids qui, par leur marche, leur nature et leur durée, produisent une suppuration interminable, qui épuise considérablement les malades et à laquelle beaucoup ne peuvent résister.

Les inflammations chroniques des articulations, celles du genou, comme celles de l'articulation de la hanche, qui sont si fréquentes, sont bien pénibles pour les malades et les obligent à garder le lit pendant des mois, des années, tandis que des bains salins, du soleil et l'air pur leur seraient si utiles.

Pour guérir les scrofuleux, il faut, avant tout, les éloigner des grands centres de population, dans lesquels l'oxygène est rare au milieu d'une atmosphère souvent viciée. Il faut les emporter en pleine campagne, au milieu des bois de sapins et, si faire se peut, au bord de la mer, dont les effluves salines sont si puissantes pour fortifier leur organisme appauvri.

Une alimentation tonique, sans être excitante; une bonne huile de foie de morue (on en trouve encore dans quelques bonnes pharmacies), des dépuratifs et des préparations iodées, comme dans la période tertiaire des accidents syphilitiques.

D'après les rapprochements pathologiques qu'il nous a été facile d'énumérer et d'établir entre la scrofule et la syphilis, nous ne pouvons que répéter ce que nous avons dit sur les dépuratifs et en particulier sur les avantages qu'offre l'emploi des pilules de Morison-Moulin.

Car il s'agit d'enlever au sang, à la lymphe, aux humeurs du corps humain toutes les substances impures qui vicient l'organisme et l'empêchent de fournir aux organes la force nécessaire à leur action.

Ces phénomènes, si indispensables à la vie d'absorption et d'exhalation, qui sont constitués par les mystérieuses attractions d'un liquide vers un autre, par l'effet de leur différence de composition et de densité, ne peuvent se faire que si les liquides de l'organisme contiennent des matériaux bien élaborés. Pour que la vie existe avec la santé, il faut que cet échange se fasse incessamment et que l'alimentation apporte de nouveaux principes au fur et à mesure que ceux qui viennent d'être absorbés sont assimilés ou rejetés hors de l'organisme par les sécrétions et les excrétions.

Or, rien ne parvient plus sûrement et plus rapidement à produire cet effet, désiré par la nature médicatrice elle-même, que les purgatifs végétaux, qui, en activant le rejet des matériaux difficiles à élaborer ou incapables de l'être, et par conséquent nuisibles, augmentent les fonctions d'absorption, pour obéir à ce besoin de la nature qui, ayant horreur du vide, travaille continuellement, pendant notre veille comme durant notre sommeil.

Les pilules de Morison-Moulin, purgatif aussi sûr qu'efficace, rempliront facilement et bien sûrement le rôle demandé, et rendront sans fatigue les services dont on a tant besoin. Le raisonnement le plus simple en indique l'emploi ; mais ils est de toute importance d'en continuer quelque temps l'usage, même après que la dépuration est complète. Elles agissent, comme le meilleur tonique, en régularisant les fonctions d'assimilation et de désassimilation, si connexes l'une de l'autre qu'il est impossible de les disjoindre sans danger.

VIII

MALADIES DE LA PEAU

Connues dès la plus haute antiquité, plusieurs espèces de ces maladies ont été mentionnées dans divers traités hippocratiques. Puis les connaissances s'augmentèrent, un grand nombre d'espèces furent mieux décrites depuis Celse jusqu'aux Arabes et aux auteurs du moyen âge. A dater du xve siècle, des traités spéciaux furent consacrés à ces affections ; mais ce ne fut que dans le xviiie siècle qu'elles commencèrent à être décrites avec étendue et d'une manière méthodique. C'est seulement dans le xixe siècle qu'on est arrivé à bien étudier leur nature pour en déduire des conséquences thérapeutiques rationnelles.

La peau est une membrane qui recouvre toute la superficie du corps humain et qui, sous le nom de muqueuse, pénètre dans l'intérieur pour tapisser nos organes. Sa grande étendue, les nombreuses maladies auxquelles elle est si facilement et si souvent exposée doivent faire comprendre à nos lecteurs l'intérêt qu'ils ont à bien connaître ses altérations, pour les prévenir et les guérir au besoin.

Sa surface extérieure, en rapport avec l'atmosphère,

est sous l'influence du moindre changement dans la température et dans la composition de l'air au milieu duquel nous vivons. Sa surface intérieure, baignée par les aliments, les sécrétions et les excrétions, se ressent souvent de leurs altérations.

Nous ne donnerons ici, ni la composition anatomique, ni la description de la structure intime de la peau et des muqueuses, ni leur étude physiologique ; ces détails nous entraîneraient beaucoup trop loin du sujet spécial que nous nous sommes proposé ; la thérapeutique des affections de la peau. Il suffira que nous rappelions ici que la peau est un organe d'absorption, de sécrétion et d'excrétion, et que ces multiples fonctions l'exposent à de nombreuses maladies. Les ongles et les poils sont sous la dépendance de la peau et se ressentent particulièrement de ses altérations.

Une sympathie étroite existe entre la peau et presque tous les organes, mais surtout avec les muqueuses ou peau intérieure, dont elle n'est qu'une partie et avec lesquelles elle est intimement liée par une grande analogie de structure et de fonctions. Aussi la peau ne peut guère rester étrangère aux troubles intérieurs. Ses maladies représentent ou des lésions accidentelles, ou des affections qui se rattachent à des souffrances plus ou moins éloignées et souvent liées à la constitution intime des malades.

Il est bien difficile de se faire une idée exacte de la difficulté que le savant éprouve à séparer, dans les anciens auteurs, les diverses formes de maladies de peau réunies sous les mêmes dénominations.

Il suffit de citer la lèpre et les dartres pour faire

comprendre toutes les difficultés qu'on rencontre dans cette étude.

Les classifications plus ou moins vicieuses qu'on a voulu établir depuis n'ont fait qu'entraver cette étude; on a eu très souvent le tort de réunir, sous un certain nombre de dénominations, des maladies trop souvent disparates par leur nature, leur aspect, leur forme, leur marche et leur traitement.

L'étude des causes des maladies de peau a une importance plus grande que partout ailleurs, car on comprend l'intérêt qu'il y a de reconnaître les liens qui les unissent à des maladies, à des diathèses plus ou moins cachées, dont elles ne sont qu'une dépendance. Elles sont alors attachées à une maladie générale dont la guérison produira une influence heureuse sur leur curation. Il est certain qu'il existe certaines formes de maladies de peau qui se transmettent par l'hérédité.

C'est donc la masse totale des liquides de l'organisme qu'il faut médicamenter et, par suite, les tissus qu'ils abreuvent et nourrissent. Certains tempéraments, certaines constitutions prédisposent souvent à ces maladies. Nous ne répéterons pas ici ce que nous avons dit à ce sujet, en parlant des tempéraments propres à chaque individu. Il est prouvé qu'il y a certaines personnes qui, au milieu de soins hygiéniques constants, et soumises, d'ailleurs, à un régime exempt de tout excès, sont atteintes d'affections de peau sous l'influence des causes immédiates les plus légères.

Certaines professions sont aussi, pour ces maladies, une source de causes occasionnelles.

L'expérience, l'observation ne permettent pas de

douter qu'il y a, chez beaucoup de malades, une liaison étroite entre certaines maladies de peau et certaines affections générales, comme la scrofule, la goutte, la syphilis, etc. Les résultats heureux du traitement dépendront de la justesse du diagnostic.

Tout le monde comprend aujourd'hui tout l'intérêt que nous attachons à l'étude du diagnostic des maladies de peau. En effet, la confusion est facile; ce qui explique les nombreux insuccès qu'on observe souvent dans le traitement de ces maladies, car l'erreur entraine les résultats les plus graves. On doit donc y apporter la circonspection la plus constante et l'examen le plus minutieux.

En général, les maladies de peau ne sont pas des maladies graves, en ce sens qu'elles ne compromettent pas les jours des malades ; si l'on excepte toutefois quelques affections aiguës, comme la variole, la rougeole, la scarlatine, l'érysipèle, etc., et un petit nombre de maladies chroniques : le pemphigus, la lèpre tuberculeuse, l'éléphantiasis, le lupus.

Mais si les maladies de la peau n'ont pas de gravité, absolument parlant, elles sont souvent réellement graves par leur ténacité, par les inconvénients qui en résultent, par les douleurs qu'elles occasionnent par exemple, dans l'*eczéma*, le *pemphigus*, l'*herpès*, le *zona*, et par le siège qu'elles occupent. Ainsi, certaines formes squameuses résistent souvent avec tant d'opiniâtreté que quelques médecins ont été jusqu'à croire que l'on ne pouvait pas les guérir. Certaines éruptions sont accompagnées de démangeaisons si vives, si intolérables qu'elles constituent des maladies insupportables. Enfin, certaines éruptions du visage ont, en raison de leur siège, une gravité réelle.

Il est toujours important, avant de juger la gravité d'une maladie de peau, de tenir grand compte de l'état général du malade. En effet, cette maladie n'existe et ne persiste que parce qu'elle est subordonnée à cet état général qu'il est utile de bien apprécier. On ne saurait apporter trop de soins à l'étude de la constitution du malade, à l'état de son organisme, à certains antécédents et surtout aux renseignements puisés dans la famille, car l'hérédité joue très souvent un grand rôle dans les maladies de peau.

Des faits mal appréciés, des craintes mal fondées ont plus d'une fois fait accorder au pronostic de ces maladies une gravité exagérée, en admettant une répercussion, c'est-à-dire un déplacement sur un autre tissu ou sur un autre organe là où, au contraire, il y avait disparition devant une affection accidentelle ; on prenait l'effet pour la cause. Mais, aujourd'hui, aucun médecin instruit ne croit à la répercussion de la gale, ni aux accidents qui seraient le résultat de la guérison intempestive de leurs malades.

L'expérience a fait justice de ces craintes nées de l'ignorance et entretenues souvent par le charlatanisme. Mais il reste démontré que, dans certains cas, que nous déterminerons quand nous parlerons du traitement, une affection cutanée peut, par sa durée indéfiniment prolongée, avoir, pour ainsi dire, habitué l'économie à sa présence et en être devenue comme un accessoire nécessaire ; alors il faut apporter dans la curation de cette maladie les plus grands ménagements, en évitant les médicaments externes d'une énergie trop violente, parce que la disparition trop rapide pourrait entraîner de funestes conséquences.

Enfin aujourd'hui encore, il y a des personnes qui, mal dirigées, pensent qu'il y a des maladies qu'on ne peut et d'autres qu'on ne doit pas guérir !

A part les circonstances que nous venons de signaler et à un petit nombre d'éruptions près, l'ichtyose, le lupus et quelques maladies, comme l'éléphantiasis, arrivé à une période avancée, on peut, avec de la persévérance, des soins médicaux et hygiéniques bien entendus, guérir toutes les maladies de peau, et on doit le faire.

Une routine aveugle et banale a longtemps présidé au traitement des maladies de peau ; et de nos jours encore, cette partie si importante de la science est souvent abandonnée au hasard, ou plutôt réglée par les habitudes d'une pratique empirique, consistant dans l'emploi systématique de l'arsenic et du soufre unis aux amers.

Il ne pouvait en être autrement quand l'étude de ces maladies était regardée comme une chose secondaire ; mais, depuis quelques années, des expériences plus méthodiques ont enrichi la thérapeutique de ces maladies de moyens nouveaux, dont le pouvoir ne peut plus être contesté. En donnant à l'étude des maladies de peau toute l'importance qu'elles méritent, les médecins spécialistes ont favorisé leur curation en faisant entrer largement dans la pratique des agents énergiques, dont l'ignorance ou la malveillance avaient fait des fantômes qui les faisaient rejeter comme plus dangereux que le mal lui-même.

Le traitement des maladies de la peau se compose de moyens généraux et de moyens locaux.

Aujourd'hui, on ne saigne plus : ce traitement débilitant est remplacé avantageusement par les purgatifs, tantôt comme un moyen curatif, et le plus souvent comme moyen auxiliaire, qui permet et prépare l'emploi d'autres agents.

Les purgatifs, et en particulier les pilules purgatives de Morison-Moulin, sont d'un fréquent usage dans le traitement des maladies de peau ; c'est un médicament précieux comme moyen capable de produire une dérivation lente et presque continue chez les individus dont les voies digestives se présentent dans un état de santé normal.

Les alcalins, les sulfureux, les préparations arsenicales et silicatées trouvent leurs indications suivant les cas, et les eaux minérales naturelles sont employées avec succès quand le diagnostic du médecin a été juste. Ces moyens peuvent être d'une application avantageuse quand ils sont employés avec discernement ; mais trop souvent, hélas ! ils produisent des effets mauvais et des résultats contraires à ceux qu'on pouvait en attendre, quand ils sont appliqués indistinctement et au hasard. Les médecins sont à peu près d'accord pour conseiller l'arsenic aux personnes nerveuses, le soufre aux scrofuleux, les bicarbonates et les silicates alcalins aux personnes nées de parents goutteux ou affectées elles-mêmes de maladies dues à un tempérament pléthorique.

La pommade dermatique de Moulin se recommande tout spécialement aux personnes délicates, aux dames dont la peau est très irritable et ne peut résister à l'emploi banal des divers et trop nombreux cosmétiques. Elle diminue les démangeaisons et fait disparaître promptement tous ces boutons, tous ces feux qui, à l'époque du printemps, apparaissent sur la figure et le cou. L'adjonction des pilules végétales dépuratives hâte et facilite son action.

Nous ne saurions trop insister sur l'utilité, dans les traitements des maladies de peau, des pilules de Morison-Moulin, car il s'agit, plus que dans toute autre affection, d'empêcher les récidives si fréquentes. Il ne s'agit pas, en effet, de triompher de la manifestation locale de la forme morbide apparente, mais de la diathèse, c'est-à-dire de la cause générale qui l'a produite et qui la perpétuera, si vous ne vous y opposez énergiquement. En un mot, il s'agit, en débarrassant les liquides et les humeurs de l'organisme des impuretés qui les vicient et qui produisent ces maladies, de détruire la cause même qui produit ces récidives.

Il faut préparer lentement, mais d'une matière soutenue, l'organisme, afin qu'il ait la puissance nécessaire pour épuiser la force qui entretient la maladie après lui avoir donné naissance; il faut lui enlever sa vitalité, il faut l'affaiblir et la détruire en lui coupant les racines, pour la séparer du sol dans lequel elle puise les sucs nécessaires à son existence et à sa reproduction; il faut user cette puissance diathésique par un traitement spécial longtemps continué et par l'usage des meilleures conditions hygiéniques.

Il ne faudra pas s'illusionner trop vite et se laisser aller à un espoir sans fondement, car souvent la maladie sommeille; et il suffit d'une cause accidentelle pour la faire revivre et lui donner la force de reproduire à l'extérieur les manifestations de son existence. Il suffit, pour qu'elle reparaisse, qu'elle se retrouve dans les conditions favorables à son développement.

Lorsqu'un malade sait qu'il est exposé, par l'héritage morbifique qu'il a reçu de ses parents ainsi que par son tempérament et par sa manière de vivre, à avoir des maladies de peau, il doit prendre à l'avance toutes les mesures hygiéniques préventives et sanitaires pour s'en préserver et pour en reculer l'échéance le plus tard possible.

Il y arrivera sûrement en prenant deux ou trois fois, chaque mois, suivant l'imminence du danger, le soir en se couchant, 4 ou 5 pilules purgatives de Morison-Moulin; il en augmentera du reste le nombre et l'usage, suivant les effets obtenus; mais il ne devra jamais oublier que les maladies de peau sont presque toujours à marche chronique et qu'elles ont beaucoup de tendance à récidiver.

Maladie de la peau

28 février 1888.

MONSIEUR,

Nous avons reçu avec plaisir les médicaments que vous avez bien voulu nous adresser, lesquels nous feront sans doute passer à bon résultat.

La personne qui en fait usage retrouve de plus en plus la gaieté d'autrefois, car le traitement qu'elle veut bien suivre lui fait des effets mystérieux. Jamais le mal n'a été d'aussi belle apparence que cette dernière semaine et jamais la malade n'a été aussi bien.

Aussi elle se trouve au comble de la joie. La partie malade (la tête et le sein) veut se reconstituer (le sein est presque guéri) blanchit et redevient de la chair naturelle et de jour en jour l'apparence augmente de plus belle en plus belle.

Si nous ne pouvons prononcer ce mot *guérison,* au moins nous pouvons prononcer celui de grand soulagement.

Les pilules prises à doses de 2 à 3 par jour lui font beaucoup de bien, mais chose à noter, c'est que les n° 2 lui ôtent toutes ses forces, l'empêchent de manger, en un mot l'anéantissent complètement même dans l'impossibilité de travailler.

Cela nous semble un peu drôle.

Rien d'autres à vous dire pour le moment, si ce n'est qu'à vous faire nos remerciements et de plus nous envoyer par retour du courrier, savoir :

1 pot pommade Moulin	2	»
1 flacon limonade végétale.	1	75
1 — poudre ferro manganique . . .	2	»
1 boîte pilules n° 1	2	»
1 — — n° 2	2	»
	9	75

Ci-joint mandat-poste de même somme.

LHOMME EDMOND,
Henin-Liétard (Pas-de-Calais).

21 mars 1888.

MONSIEUR,

Nous avons reçu avec plaisir les médicaments que vous avez bien voulu nous adresser, il y a quelques jours, lesquels nous ont fait parvenir à un résultat tout à fait mystérieux.

Cette fois, Monsieur, il ne s'agit plus d'un grand soulagement, mais d'une prompte guérison à laquelle le mal si ardent vient de faire place. La personne qui fait usage de tous ces médicaments, se trouve au comble de la joie, car la voilà guérie d'un mal qui depuis huit ans lui causait un affreux désespoir.

Il nous reste maintenant à vous remercier, mais d'une manière telle que vous ne sauriez la mettre dans l'idée, tellement que nous sommes contents et heureux de la voir dans un état semblable.

J'espère que tout cela ne vous empêchera pas de nous envoyer encore par retour du courrier, savoir :

1 pot pommade dermatique	2 »
1 boîte pilules n° 1	2 »
1 flacon poudre ferro manganique . . .	2 »
1 — limonade végétale.	1 75
TOTAL. . . .	7 75

Valeur en un mandat sur la poste.

Recevez, etc.

LHOMME EDMOND, jardinier,
Hénin-Liétard (Pas-de-Calais).

IX

RHUMATISME ET GOUTTE

S'il est une question qui a passionné un grand nombre de médecins, c'est celle de savoir si la goutte et le rhumatisme constituent une seule et même maladie ; ou bien, si ce sont deux maladies différentes et bien distinctes.

Une grande importance découlera de la décision que tel médecin aura prise pour amener un résultat avantageux chez les malades qu'il aura à traiter. Aussi nous efforcerons-nous, dans ce chapitre très abrégé, de bien faire comprendre les rapports et les différences qui existent entre ces deux maladies, surtout au point de vue de la thérapeutique que recherche généralement le malade.

Le *rhumatisme* est une maladie qui se traduit sous des formes très variées simulant fréquemment les inflammations et les névroses, qui sévit sur presque tous les organes de l'économie et qui se développe particulièrement sur certains tissus.

La *goutte* est une maladie qui se traduit par des douleurs spontanées et périodiques, bientôt suivies d'un dépôt dans les articulations.

Le *rhumatisme goutteux*, véritable trait d'union entre ces deux affections, nous parait provenir de ces deux maladies.

Le rhumatisme est articulaire ou musculaire, c'est-à-dire qu'il occupe souvent les articulations et les muscles. Il est aussi viscéral, car il siège également sur les viscères, le cœur, l'estomac et les intestins.

La goutte aiguë ou chronique, comme le rhumatisme, occupe plus spécialement les petites articulations, qu'elle déforme souvent, et les viscères. Les urines des goutteux sont chargées d'acide urique et la gravelle est un de ses principaux symptômes.

Quand le rhumatisme ou la goutte sont aigus, ils sont accompagnés de douleurs plus ou moins vives, de rougeur et de gonflement au niveau de la partie malade.

Ces deux maladies sont héréditaires ou acquises ; mais, tandis que l'une est produite par l'abus de la bonne table, d'une nourriture excitante, des liqueurs alcooliques, d'une existence trop sédentaire ; l'autre, au contraire, reconnaît le plus souvent pour cause une nourriture insuffisante et l'exposition au froid humide. L'usage d'une nourriture plus tonique est de première nécessité chez les rhumatisants.

Les climats, les saisons humides et froides sont très nuisibles aux personnes prédisposées aux rhumatismes ; les professions qui les exposent aux variations atmosphériques les prédisposent à ressentir les pénibles effets de cette maladie.

Malgré la grande autorité de Chomel, nous ne pouvons voir une complète identité dans ces deux affections, qui présentent aussi des symptômes et des signes pronostics bien différents.

Il nous semble rationnel de ne voir dans les rhumatismes et la goutte que deux formes symptomatiques d'un état général commun, qu'un grand nombre de médecins très distingués désignent sous le nom d'arthritisme [illegible] disposition aux maladies siégeant fréquemment dans les articulations.

La goutte et le rhumatisme, s'il nous était permis de faire une comparaison empruntée à la botanique, nous semblent être les fleurs mâles et les fleurs femelles portées par un même arbre, comme cela se rencontre souvent ; toutes deux proviennent de la même cause, et toutes deux résultent d'un défaut organique, d'une difficulté dans le pouvoir d'assimilation et de désassimilation qui constitue la nutrition.

D'après notre manière de voir, il est facile de se persuader qu'un même traitement sera très utile pour combattre ces deux maladies si fréquentes.

Aux goutteux et aux rhumatisants, nous conseillons un exercice modéré au grand air et dans un climat doux et sec, une nourriture saine et tonique, mais nullement excitante.

L'hydrothérapie, habilement administrée, leur sera utile, et leur évitera de pénibles souffrances. L'usage de la flanelle sur tout le corps est de première nécessité et un exercice modéré sera très utile. L'indication des purgatifs dépuratifs forme la base du traitement médical auquel les goutteux et les rhumatisants devront être soumis, s'ils ne veulent pas être sujets à des douleurs qui les rendront bientôt perclus.

Les cas de soulagement et même de guérison que les pilules de Morison-Moulin ont produits sont très fréquents; nous pouvons dire, en connaissance de cause, que leurs effets sont souvent très puissants pour prévenir et même pour arrêter une attaque de goutte et une attaque de rhumatisme.

L'action purgative des pilules de Morison-Moulin est ici, pour ainsi dire, spécifique; en débarrassant l'organisme des déchets qu'une nutrition incomplète ou mal élaborée a accumulés dans nos humeurs et dans nos tissus, elles favorisent la circulation de la lymphe et du sang purifiés et procurent à l'organisme une force nouvelle et saine.

Comme ces deux affections, la goutte et le rhumatisme dépendent d'un état général, il est très important de les combattre sans attendre ses manifestations. On y arrive en maintenant toujours libres les voies digestives par l'usage des pilules Morison-Moulin, qui agissent doublement alors, comme agent préservatif, et comme agent curatif.

Dans le rhumatisme chronique, le Berberis-Moulin, pris à la dose d'une cuillerée à soupe, matin et soir, pendant une huitaine de jours, guérit fréquemment. Comme tonique, on se trouvera très bien de boire au repas un verre à madère de vin de Berberis.

X

DES NÉVROSES ET DES NÉVRALGIES

La dénomination de névroses est généralement employée par les médecins pour indiquer une classe de maladies ayant le système nerveux pour siège.

D'après l'organe affecté, on distingue ces maladies en *névroses sensorielles*, celle de l'ouïe, de la vue, du goût, du toucher, de l'odorat ; *névroses cérébrales* et *cérébro-spinales* (*apoplexie*, *catalepsie*, *épilepsie*, *hypocondrie*, *mélancolie*, *manie*, *démence*, *idiotisme*, *convulsions*, *danse de Saint-Guy* (ou *chorée*), *tétanos*; *névralgies* et *névrose des organes de la circulation*, *palpitations;* de la respiration : *asthme;* de la digestion : *dyspepsie;* de la génération : *anaphrodisie* et *hystérie*.

Les névroses sont des affections qui tendent à ne pas disparaître si on ne leur oppose un traitement énergique; elles sont difficiles à guérir et par conséquent exigent une grande patience autant de la part du médecin que du malade. Elles causent de très vives souffrances, en particulier les névralgies, et sont sujettes aux rechutes.

L'étude des névralgies date, en quelque sorte, de nos jours, ce n'est que dans le milieu du XVIIIe siècle, après les travaux d'André de Fothergille et de Cotugno, qu'on commença à avoir une idée, sinon de la nature des névralgies, au moins de leur siège et de leur caractère principal. Chaussier, en rapprochant et rassemblant, sous le nom général de névralgies, les diverses affections douloureuses dont certains nerfs cérébro-rachidiens sont le siège, a fixé dans la science une des divisions les plus tranchées de la pathologie.

Les névralgies sont caractérisées par une douleur ordinairement très vive, fixée sur le trajet du tronc, ou sur les branches d'un nerf et qui se manifeste par des accès irréguliers ou intermittents périodiques.

Cette douleur, d'abord légère, ne tarde pas à devenir aiguë, déchirante, rapide, fulgurante comme un éclair, qui perce la vue, tantôt elle reste limitée à un tronc nerveux, tantôt elle s'étend à ses ramifications; elle est souvent accompagnée d'une sensation de brûlure, d'hyperesthésie siégeant sur une large surface. En même temps, il n'y a ni rougeur de la partie malade, ni gonflement, ni augmentation de la température.

L'abaissement du baromètre est souvent le point de départ des douleurs névralgiques. Leur apparition est souvent subite, comme leur disparition. Elles sont suivies d'un état général d'excitation qui est accompagné d'irritabilité d'humeur, de bâillements, d'un peu de fièvre, d'émissions plus fréquentes d'urines très claires et très abondantes.

Les névralgies sont souvent l'effet d'une congestion cérébro-rachidienne; nous n'avons pas à parler ici des névralgies causées par la pression que des tumeurs exercent sur des troncs ou sur des filets nerveux.

Les *névralgies intercostales* sont très fréquentes, surtout chez les femmes. Elles siègent principalement à gauche. L'habitation dans les lieux humides, les excès de travail sont surtout les causes déterminantes de ces maladies.

Le pronostic des névralgies n'est pas grave par lui-même, en ce sens qne les jours des malades ne sont pas menacés; mais par les insomnies qu'elles causent, par l'irritabilité qu'elles déterminent, ce sont des maladies très pénibles, surtout lorsqu'on les a laissées s'invétérer. Les névralgies anciennes sont très opiniâtres et deviennent rebelles à la plupart des remèdes.

Parmi les prédispositions individuelles, nous signalerons la prédominance du tempérament nerveux. Nous avons aussi souvent observé les névralgies chez des personnes nées de parents goutteux et sujets aux affections rhumatismales.

Les remèdes employés et vantés contre cette maladie sont aussi nombreux que variés et prouvent que le traitement a été plus souvent irrationnel.

Les douches écossaises, composées de l'administration d'une douche tiède pendant quelques secondes, alternant avec une douche froide, nous ont paru être le traitement qui a procuré le plus de succès, et surtout des succès plus durables, lorsqu'il est uni à l'usage des toniques. Quant à une foule de médicaments plus ou moins spécifiques, calmants et anti-névralgiques, nous les avons vus souvent employés et, nous devons le dire, sans résultats avantageux. Il en a été souvent ainsi de l'électricité.

Il y a encore l'opium et ses dérivés, dont il faut toujours se méfier, surtout depuis que l'usage des injections de morphine est devenu un véritable abus, une véritable morphinomanie. Les narcotiques calment quelquefois, mais ils n'ont jamais guéri une névralgie.

Que faut-il donc faire pour combattre ces redoutables douleurs?

Pour nous, il convient avant tout de les prévenir; et, si on ne s'y est pas pris à temps, de les combattre très énergiquement dès leur apparition, en s'adressant au tempérament nerveux sous l'influence pernicieuse duquel elles se sont développées.

Nous ne reviendrons pas, pour ne pas nous exposer à des redites toujours fastidieuses pour le lecteur, à développer le traitement que nous avons conseillé contre les affections qui naissent sous l'influence du tempérament nerveux.

Mais, nous ne saurions trop le répéter, c'est encore la médication dépurative et purgative qui nous a fourni les plus beaux résultats et qui nous a donné les plus rapides et les plus durables succès.

Les pilules Morison-Moulin, en débarrassant l'organisme de tous les immondices qui encombrent ses canaux et ses tissus, le prédisposent à être plus apte à profiter des nouveaux matériaux qu'une alimentation bien combinée devra lui apporter. En décongestionnant le cerveau, le cervelet, la moelle épinière et les nerfs, elle leur rend leur liberté d'action. Leurs fonctions vont se trouver d'autant plus à l'aise, et le corps entier profitera certainement de leur activité nouvellement régénérée. La nutrition générale se fera régulièrement, et l'assimilation retrouvera toutes ses forces. Nous avons donc bien raison de dire que cette modification agit en fortifiant et en modérant l'action des nerfs, quelquefois bien difficile à régulariser.

XI

Dans les pages qui suivent, nous donnons un aperçu succinct des maladies que l'on rencontre à chaque instant, et nous le faisons suivre de conseils utiles, que le lecteur sera heureux, nous l'espérons, de trouver résumés en quelques mots et écrits d'après l'ordre alphabétique.

Abcès

Amas de pus qui peut se former dans toutes les parties du corps, accidentellement ou à la suite de contusions; généralement accompagné de douleur locale; état fiévreux. Le plus souvent gonflement et rougeur de la partie affectée.

Aussitôt que l'on s'aperçoit des symptômes, faire prendre 5 ou 6 pilules n°s 1 et 2, soir et matin, en alternant. Après le troisième ou quatrième jour, en prendre seulement une fois par jour pendant une huitaine de jours, et cesser le traitement en diminuant graduellement, jusqu'à ce que l'on soit arrivé à ne prendre qu'une ou deux pilules à la fois.

Appliquer, dès le commencement, des cataplasmes de farine de lin ou de pulpe d'oignon de lis; graisser la peau avec la pommade dermatique. Si le lendemain les douleurs sont toujours aussi fortes et que l'on sente des élancements, on continuera les cataplasmes et l'on remplacera la pommade dermatique par de l'onguent de la Mère.

Au bout de deux ou trois jours, la peau cède un peu sous la pression du doigt; on s'aperçoit qu'il y a un liquide au-dessous. Alors, il faut percer pour faire écouler le pus. Si l'abcès est un peu étendu, il est préférable de faire exécuter cette opération par un médecin, et il vaut mieux aussi percer que d'attendre que le pus s'écoule naturellement, car la cicatrisation se fait beaucoup mieux et plus rapidement.

Nous conseillons la pommade dermatique le premier jour, parce que nous avons vu souvent des abcès avorter par l'emploi de cette pommade appliquée dès le début.

Dans ce cas, l'amélioration est sensible après le premier jour : alors on supprime les cataplasmes et l'on se contente de continuer cette pommade jusqu'après la disparition de la rougeur et du gonflement.

Les symptômes et le traitement sont à peu près les mêmes pour l'*anthrax* et les *phlegmons*. Les *clous* ou *furoncles* percent seuls, il n'y a qu'à exercer une pression assez forte pour faire sortir le germe. Lorsque le mal est percé, on continue les cataplasmes encore quelque temps jusqu'à ce que le pus soit sorti ; un jour ou deux habituellement. Dans tous les cas, il est bon de presser assez fortement pour bien faire sortir la matière. Ensuite on panse avec un peu de cérat ou d'huile ; ou encore un mélange de deux parties de cérat, ou saindoux, avec une partie de pommade dermatique. Quelquefois l'on peut se contenter de coller, sur la plaie, un morceau de diachylum ou sparadrap, que l'on change une ou deux fois par jour.

Pour les abcès des gencives, faire bouillir un pavot avec une poignée de racine de guimauve ou de fleur de sureau ; tenir de ce liquide chaud très souvent dans la bouche. Ces abcès percent seuls habituellement. On peut aussi appliquer à l'endroit douloureux une figue grasse coupée par moitié.

Acné.

Affecte principalement le front, le visage et les épaules. Se montre surtout à l'époque de la puberté dans les deux sexes. Consiste en petits boutons isolés, coniques, durs et enflammés, se ramollissant et se desséchant en quelques jours, dans l'*acné simplex*, ou restent indurés. *Acné indurata.*

Quelquefois il existe des petits points noirs, d'où lon fait sortir, par la pression, une matière sébacée, en forme de ver. Il peut aussi se produire de la desquamation et même une croûte épaisse formée par la sécrétion des pustules, très rapprochées sur un même point : *acné sébacé.*

Acné rosacé. — Couperose.

Quelquefois héréditaire, surtout fréquent chez les femmes à l'âge critique. S'observe dans les deux sexes à la suite d'abus de liqueurs alcooliques, travaux excessifs de l'esprit, chagrins, etc. Petites pustules rouges, disséminées ou réunies par places, donnant à la face une coloration rosée d'abord et ensuite violacée. La peau devient souvent rugueuse et porte des traces indélébiles de la maladie.

On voit fréquemment, chez les ivrognes, la couperose se borner à l'extrémité du nez et déterminer des bourgeons d'un rouge livide très caractéristique.

Traitement général. — Purgatifs répétés pendant un mois au moins à l'aide des pilules Morison-Moulin. Boire par jour deux ou trois verres de boisson préparée avec la limonade végétale. Friction, soir et matin, avec la pommade dermatique. Mettre dans l'eau qui sert à la toilette une cuillerée à soupe du mélange suivant par litre d'eau : vinaigre de vin, 250 gr. ; eau de Cologne, 250 gr. ; borax en poudre, 30 gr.; ou bien demander à la pharmacie Moulin un litre de parfum Palatin, qui s'emploie comme le mélange ci-dessus. Après avoir pris les pilules pendant un mois, on se trouvera bien de boire aux repas la poudre ferro-manganique du docteur Du Vivier. Eviter le vin pur, les liqueurs, charcuterie, écrevisses, homards, moules, crevettes. Ne pas abuser du poisson de mer.

Aigreurs d'estomac.

Proviennent de rapports acides, résultat d'une mauvaise digestion. Si l'on n'y est pas sujet habituellement, on peut essayer d'une cuillerée à café de magnésie dans un peu d'eau sucrée ; répéter deux ou trois jours, le matin à jeun. Si elles persistent, pilules Morison n°s 1 et 2 pendant une quinzaine de jours, en alternant à la dose de quatre à six par jour. Eviter les aliments trop gras, la charcuterie et les fritures.

Angine. — Amygdalite.

Gêne douloureuse à l'isthme du gosier ; déglutition difficile, douloureuse dans l'amygdalite. Langue sale, haleine fétide. Courbature, frissons, maux de tête.

Prendre un mélange de pilules Morison : cinq à six de chaque numéro.

Décoction d'orge, ou infusion de ronces miellée pour la boisson. Gargarisme chaud avec le même liquide ou avec un pavot et 30 gr. de racine de guimauve bouillie un quart d'heure dans un demi-litre d'eau. Sucer continuellement des pastilles au chlorate de potasse et goudron de Coulpier.

Eviter de sortir au froid et bien se couvrir. Alimentation légère : bouillon et lait chaud.

Appeler un médecin si la courbature et la fièvre augmentent, et surtout si l'on s'apercevait qu'il se forme des peaux dans la gorge.

Quelquefois il se forme des abcès ; le mal de gorge se continue assez longtemps et revient presque sans motif.

Dans ce cas, les pilules Morison-Moulin sont indiquées pendant quinze jours à trois semaines, à la dose de cinq à six par jour : un jour le n° 1, le lendemain n° 2. Limonade végétale comme boisson rafraîchissante.

Anémie.

Affaiblissement du sang, déterminé par la diminution des globules rouges de ce liquide. Pâleur et décoloration de la peau. Troubles nerveux : tristesse, langueur. Palpitations, essoufflement. Flatuosités, maux de tête, douleurs dans les côtes. Souvent manque d'appétit.

Les préparations ferrugineuses sont particulièrement indiquées. Boire de la poudre ferro-manganique aux deux principaux repas. Un verre à madère de vin de Berberis en commençant à manger et, huit jours par mois, 2 à 3 pilules Morison le soir en se couchant : un jour le n° 1, le lendemain le n° 2.

Si l'on ne supporte pas bien la poudre ferro-manganique, prendre de l'élixir ferrugineux au citro-lactate de fer ; à défaut, carbonate de fer ou fer réduit. L'iodure de fer, en pilules ou sirop, est indiqué chez les sujets ayant de la tendance aux scrofules. Promenades au grand air ; un bain alcalin par semaine. Bonne alimentation.

Anthrax.

Tumeur rouge, un peu dure, douloureuse, passant au rouge violet, perce par plusieurs petits points. Etat fiévreux. Cataplasmes et application de pommade dermatique les deux premiers jours ; ensuite onguent maturatif et cataplasmes. Percer largement vers le quatrième jour. Faire sortir le pus. Lotion matin et soir avec vin aromatique mêlé de moitié d'eau. Pilules purgatives dès le début. Continuer 15 jours à 3 semaines. Voir *Abcès*.

Aphtes.

Petites ulcérations arrondies, douloureuses, entourées d'un cercle rouge. Viennent à la suite de constipation, fatigue, chagrin, excès, et sont l'indice d'une inflammation intérieure. Toucher avec un mélange de borax, 5 gr., miel rosat, 15 grammes. Sucer des pastilles de chlorate de potasse et goudron Coulpier. Bains alcalins. Pilules Morison-Moulin, une ou deux par jour ; alterner pendant 15 jours. Limonade végétale ou poudre ferro-manganique, selon que le sujet est sanguin ou anémique. Eviter la charcuterie et les salaisons.

Apoplexie.

Se méfier des constitutions pléthoriques, gens à cou court, face souvent rouge, yeux injectés.

Les personnes qui se trouvent dans cette position doivent prendre des pilules Morison-Moulin 5 à 6 fois par mois, et un verre de limonade végétale tous les jours.

L'attaque d'apoplexie se manifeste par l'abolition du mouvement volontaire. Perte de la sensibilité. Difficulté ou impossibilité de parler. Paralysie plus ou moins complète, souvent déviation de la face.

Prévenir le médecin. Si l'on peut faire avaler tout de suite six pilules numéro 1 et 6 pilules numéro 2, ou un lavement avec cette même quantité, pilées et délayées dans de l'eau chaude. Réitérer au besoin. Sinapismes aux cuisses et aux mollets. Compresses d'eau froide sur le front. Frictions légères avec eau de Mélisse, eau de Cologne ou vinaigre. Faire respirer du vinaigre. Mettre deux cuillerées à café de bicarbonate de soude dans un verre d'eau bien sucrée et faire boire par cuillerée, si cela se peut. Sangsues à l'anus. Le malade doit être couché, la tête élevée.

Ascarides. — Oxyures vermiculaires.

Très petits vers d'un centimètre environ, qui existent dans le rectum, près de l'anus, et occasionnent souvent des démangeaisons insupportables vers cette région.

Les personnes ou enfants qui en sont affectés rendent souvent, mêlés ou non aux matières, des débris ressemblant à des rognures de fil blanc.

On fera prendre des lavements avec un verre d'eau dans laquelle on aura délayé de 4 à 12 pilules numéros 1 et 2, selon l'âge du malade. Répéter ce lavement plusieurs jours de suite. On peut aussi faire des lavements avec l'infusion d'une petite poignée d'absinthe marine ou de mousse de Corse, ou une cuillerée de suie de bois, suivant l'âge. Ces lavements doivent être pris froids.

Asphyxie.

Cessation des phénomènes de la respiration et de la circulation.

Chez les pendus, enlever les liens et tout ce qui gêne le patient. Frictions avec eau sédative sur la colonne vertébrale et la poitrine. Compression assez forte sur les deux côtés de la poitrine pendant une ou deux secondes, et lever brusquement la main pour stimuler l'inspiration.

Essayer d'insuffler de l'air dans la poitrine, soit bouche à bouche, soit avec un soufflet. Tenir la tête un peu élevée. Frictionner également les jambes avec eau-de-vie, eau de Cologne, etc.

Noyé. — Enlever les vêtements, rouler le patient dans une couverture de laine. Dans cette position, lever vigoureusement les bras étendus du patient jusqu'aux deux côtés de la tête, les rabaisser au bout de 2 secondes environ en les repliant et appuyant un peu sur les deux côtés de la poitrine, pendant le même laps de temps. Continuer le temps nécessaire. Avoir soin de débarrasser la bouche des mucosités qui peuvent s'y trouver. Frictions énergiques sur tout le corps ; de temps à autre, passer un linge mouillé sur la figure.

Une cuillère à café d'eau de mélisse pure.

Tenir le patient couché sur le dos, incliné un peu du côté droit. Entourer les extrémités de linges très chauds.

Lorsque le malade a repris connaissance, donner deux ou trois cuillerées de vin ou de grog chaud. Eviter le refroidissement.

Asphyxie par le *charbon*, le gaz *acide carbonique* provenant des *cuves en fermentation, brasseries, fours à chaux*, etc.

Retirer le sujet du milieu vicié où il se trouve ; le coucher la tête élevée; frictions à l'eau sédative. Faire respirer de l'ammoniaque ; en donner de cinq à quinze gouttes dans quelques cuillerées d'eau sucrée. Provoquer la respiration comme précédemment.

Par le **gaz des fosses d'aisances :** faire respirer de l'eau de Javel. Frictions à l'eau vinaigrée, en faire boire un peu si c'est possible ; applications froides sur le visage ; tenir les extrémités chaudes.

Par le **gaz d'éclairage** , même traitement, sauf l'eau de Javel, qui sera remplacée par le vinaigre. Dans les deux cas, chercher à provoquer la respiration.

Par la *chaleur* : tenir l'asphyxié au grand air, dans un endroit frais. Frictions énergiques aux jambes et aux mollets. Sinapismes.

Par le *froid :* ne pas placer tout de suite le malade dans un endroit chaud. Frictions sur tout le corps, avec eau froide d'abord, tiède ensuite. Infusion chaude de menthe ou de tilleul. Vin chaud avec de l'eau.

Asthme.

Difficulté de la respiration, se faisant sentir surtout

lorsqu'on monte les escaliers, ou après une marche précipitée.

Pendant les accès, suffocation, inspiration lente, pénible, sifflante, toux sèche d'abord; après: expectoration spumeuse, aérée, blanchâtre, quelquefois sanguinolente.

Tenir le malade presque assis, dans un endroit aéré. Sinapismes sur les côtés de la poitrine, aux bras et aux jambes. Sauge, belladone, jusquiame, stramonium, parties égales. En faire fumer quelques bouffées au malade. Une cuillerée à café de sirop d'éther, ou 6 à 5 gouttes d'éther sur du sucre.

Comme moyen curatif ; une fois la crise passée, prendre par jour 5 ou 6 pilules Morison-Moulin, pendant un mois et plus en alternant : un jour n° 1, lendemain n° 2. Recommencer pendant une huitaine de jours tous les deux ou trois mois. Faire usage aux repas du vin Moulin au Berberis, et prendre par an 3 ou 4 flacons d'extrait de Berberis à la dose d'une cuillerée soir et matin.

Bronchite.

Précédée souvent de rhume de cerveau, irritation du larynx. Toux quelquefois continue, souvent par quintes ; chatouillement à la gorge.

Tisane de mauve, violette, quatre-fleurs, lierre terrestre, etc. Mettre dans chaque tasse une cuillerée à café de sirop pectoral lénitif de Moulin ; dans l'intervalle sucer des bonbons de pâte de dattes ou des pastilles d'extrait de goudron Coulpier ; cinq ou six pilules Morison au début. Emplâtre de thapsia chez les grandes personnes, ou application de teinture d'iode ou collodion iodé. Papier chimique, sparadrap chez les enfants.

Brûlures.

Eau froide en attendant. Râper des pommes de terre et

mettre des cataplasmes. Mélange à parties égales d'eau de chaux et d'huile d'olives, ou extrait de saturne, une cuillerée à café dans l'huile d'olive ou d'amandes douces, deux onces ou quatre cuillerées à soupe. Changer toutes les demi-heures ; crever les cloques sans enlever la peau. Après un ou deux jours, pansement au cérat ou à l'huile d'amandes douces. S'il se développe de l'inflammation autour de la plaie, un ou deux cataplasmes de fécule tiède; les laisser seulement une heure en place. Si la brûlure est légère, on peut se contenter d'appliquer un peu de baudruche ou de papier à timbres-poste.

Calvitie.

Chute des cheveux, due le plus souvent à une maladie du cuir chevelu ou du bulbe.

Frictions avec la pommade antipelliculaire, ou la pommade dermatique.

Calculs biliaires. — Coliques hépatiques.

Douleurs très vives, brusques; se calmant quelquefois par la pression, ou certaines positions. Vomissements aqueux, bilieux ou glaireux : souvent jaunisse. Cessation des douleurs lorsque les calculs ont franchi les canaux biliaires.

Symptômes à peu près identiques pour les *calculs rénaux* ou *coliques néphrétiques*.

Dans les deux cas, purgations répétées avec les pilules Morison-Moulin. Prendre trois ou quatre verres de limonade végétale par jour. Grands bains avec 500 grammes de carbonate de soude.

Au moment des crises : cataplasmes chauds additionnés de pavot ou laudanum. Potion avec 10 à 30 gouttes de chloroforme; ou une ou deux cuillerées de sirop de chloral ; ou deux à quatre grammes bromure de potassium.

Dans l'engorgement du foie : une cuillerée de Berberis matin et soir, pendant quelques jours.

Lait, viandes blanches et légumes comme nourriture.

Carie dentaire.

Employer la mixture odontalgique Moulin.

Catarrhe pulmonaire.

Ressemble à la bronchite. Expectoration plus abondante : sifflements dans la poitrine : peu de douleurs. Même traitement. S'il y a étouffement, prendre une cuillerée de Berberis matin et soir pendant quatre à cinq jours.

Contusions, coups.

Compresses avec une cuillerée de teinture d'arnica dans un verre d'eau : ou avec eau blanche. Les renouveler souvent. Les sangsues sont quelquefois nécessaires.

Crampes d'estomac.

Au moment des douleurs 10 gouttes de laudanum dans un peu d'eau avec un peu d'eau de mélisse, par cuillerées à café ; ou sirop de chloral, une cuillerée à café toutes les cinq minutes. Frictions et applications d'eau de mélisse pure ou avec moitié huile.

Croup.

Toux caractéristique, précédée d'un sentiment de malaise et de fièvre chez l'enfant. Taches blanches, grisâtres, dans l'arrière-gorge, fièvre, mal de tête, anxiété.

En attendant le médecin : sinapismes. Passer dans la gorge un pinceau mouillé d'abord et trempé dans la poudre d'alun. Vomitif avec ipéca 1 gramme, émétique 0,05 ou sulfate de cuivre 0,10 c. dans un demi-verre d'eau, par cuillerées à soupe toutes les cinq minutes. Si l'on n'a rien autre : une cuillère à café de sel dans un demi-verre d'eau chaude; faire avaler, et faciliter les vomissements en chatouillant la gorge avec une plume ou en y introduisant le doigt. On peut aussi mouiller un pinceau avec l'acide chlorhydrique pur et le passer sur les taches. Ce moyen offre peu de danger. Nous avons dit que c'était en attendant le médecin. Donner un peu de vin et de bouillon à l'enfant.

Dartres.

Peuvent être produites par diverses causes.

Dans tous les cas, cinq ou six pilules Morison-Moulin pendant un mois. Frictions et applications de pommade dermatique ; essence de salsepareille iodurée.

Delirium tremens.

Accidents ressemblant un peu à la danse de Saint-Guy ou l'épilepsie, survenant aux personnes qui ont fait abus de liqueurs alcooliques.

Cèdent aux purgatifs répétés, si l'on a soin d'éviter la cause productrice.

Diabète.

Caractérisé par une augmentation considérable de la sécrétion de l'urine, 5 à 15 litres en 24 heures.

Cette urine possède une saveur sucrée et poisse le linge ou la laine qui en sont imprégnés.

Augmentation de la soif, quelquefois de la faim, amaigrissement.

Eviter les féculents et les farineux ainsi que la bière. Pain de gluten, viandes rôties de préférence, œufs, lait, à peu près tous les légumes, à l'exception des petits pois et pommes de terre, peu de fruits, si ce n'est noix, noisettes et amandes, vins, liqueurs non sucrées, café, eau-de-vie et rhum en quantité si l'estomac les supporte. Nous ne voyons pas la nécessité de supprimer absolument le sucre de canne. Le célèbre professeur Piorry, membre de l'Académie de médecine, le conseillait. Nous conseillons de gargariser la bouche avant les repas, avec un mélange d'alcool à 90° deux parties, eau une partie.

Le principe de la purgation par les pilules Morison-Moulin trouve ici une heureuse application.

Diarrhée. — Dysenterie.

Proviennent généralement d'embarras gastrique. La purgation est donc indiquée, même après plusieurs jours de maladie.

Cinq à six pilules Morison-Moulin n° 1 et 2 le premier jour. Continuer ensuite une pilule au repas du soir pendant quelque temps.

Si les coliques sont fortes : cataplasmes laudanisés sur le ventre. Potion au bismuth. Tisane de riz, sucrée avec du sirop de coings : ou deux blancs d'œufs battus dans un litre d'eau, avec sucre et eau de fleur d'oranger ou sirop de coings ou d'airelle. Lavements amidonnés.

Eczéma.

Petites vésicules nombreuses, agglomérées, d'où il suinte un liquide séreux, limpide comme de l'eau : ensuite la peau se dessèche et tombe pour faire place aux mêmes symptômes, ou produire une inflammation plus grande avec plaques de suppuration. Quelquefois cependant la peau reste sèche et fendillée. Démangeaisons terribles à certains moments.

Dans tous les cas : application de pommade dermatique, délayée, si la première couche a occasionné une douleur trop vive ; ce qui arrive quand il y a plaie.

Purgations quotidiennes avec les pilules Morison. Un jour n° 1, lendemain n° 2, à la dose de six à dix par jour.

Si, au bout d'un mois, la guérison n'est pas en bonne voie, demander, pharmacie Moulin, la lotion contre l'eczéma.

Engelures.

Appliquer près du feu, matin et soir, avec un petit pinceau, le baume contre les engelures (pharmacie Moulin), si elles ne sont pas ulcérées. La guérison a généralement lieu en deux ou trois jours. Si elles sont ulcérées panser avec un mélange d'un tiers de pommade dermatique et deux tiers cérat ou cold-cream.

Gerçures.

Les gerçures sont des fentes ou crevasses superficielles qui viennent principalement aux lèvres, aux mains et aux seins des personnes qui allaitent.

Pour les lèvres, les pommades rosat ou aux concombres suffisent généralement. La pommade Moulin réussit toujours.

Pour les mains, bien graisser avec la pommade Moulin 2 ou 3 fois par jour et les tenir enveloppées la nuit autant que possible. Eviter le savon, se servir de farine de lin ou poudre d'amidon pour se laver avec de l'eau chaude.

Pour les gerçures au sein, graisser à chaque tétée avec un peu de jaune d'œuf frais. Si cela ne réussit pas, graisser, après le tétée, avec la pommade Moulin et nettoyer avant de donner le sein avec du jaune d'œuf.

Erysipèle.

Rougeur, gonflement de la peau sur une certaine étendue, limitée par une sorte de bourrelet tranchant avec les parties saines. Frissons, fièvre, maux de tête, quelquefois délire.

Purger dès le début avec cinq pilules Morison-Moulin n° 1 le matin et cinq n° 2 le soir. Continuer pendant quatre ou cinq jours à la dose de trois ou quatre, un jour n° 1, lendemain n° 2. Graisser la région malade avec un mélange d'un quart pommade dermatique et trois quarts cérat, ou cold-cream ou glycéré d'amidon.

Gastralgie. — Gastrite.

Sensation de brûlure dans l'estomac. Renvois aigres, quelquefois nidoreux, inappétence. Gonflement après les repas, digestion difficile surtout pour les aliments gras.

Purgatifs répétés avec les pilules Morison-Moulin cinq à six par jour pendant huit ou quinze jours. Après, prendre tous les matins une petite cuillerée à café de magnésie dans un peu d'eau sucrée.

Eviter tous les aliments gras : la charcuterie, les pommes de terre frites et autres fritures. Ne pas boire de liqueurs, ni de vin pur. Un verre à liqueur de vin de Berberis à chaque repas.

Glandes (Engorgements des).

Se rencontre chez les sujets lymphatiques, surtout les enfants. Purger une fois ou deux par mois, avec les pilules Morison-Moulin.

Faire prendre l'hiver de l'huile de foie de morue avec un mélange de cette huile et de sirop antiscorbutique, au printemps sirop antiscorbutique et d'iodure de fer, essence de salsepareille, vin antiscorbutique.

Faire prendre aussi, un mois ou deux par an, un ou deux grammes de phosphate de chaux dans du lait ou en gâteaux, s'il n'y a pas d'appétit, et un verre à madère de vin de Berberis aux repas et au besoin une cuillerée à café de poudre ferro-manganique Du Vivier dans l'eau et le vin. Frictions légères à la pommade dermatique.

Goitre.

Tumeur à la partie antérieure du cou ; plus fréquente chez la femme ; affecte un peu la forme d'un croissant. Iodure de potassium à la dose de 0,50, 1 gramme par jour et mieux. Essence de salseparcille iodurée une cuillérée matin et soir, purgation tous les huit ou quinze jours avec les pilules Morison-Moulin. Frictions et application de pommade iodurée sur la glande.

Leucorrhée. — Fleurs blanches.

Pilules Morison-Moulin, huit jours consécutifs par mois, dans l'intervalle des époques. Le reste du temps prendre de la poudre ferro-manganique aux repas, et un verre à madère de vin de Berberis. Injection Moulin. Faire bouillir dans un vase de terre ou de cuivre, une poignée 30 grammes écorce de chêne et 15 grammes de feuille de noyer, ajouter une cuillère à café d'alun pour un litre et faire des injections et lotions avec ce liquide. Introduire profondément dans le vagin le doigt bien graissé avec la pommade dermatique.

Migraine.

Douleur se localisant toujours à une partie antérieure ou latérale de la tête : arcades sourcilières, front, tempes, etc. Va en augmentant, jusqu'à l'inaptitude au travail, nausées, vomissements.

Au moment de l'accès, compresses d'eau sédative sur

le front. Infusion chaude de menthe poivrée, ou camomille et fleur d'oranger. Repos dans une pièce peu éclairée.

La migraine cède toujours au traitement prolongé par les pilules Morison-Moulin. Alterner les n° 1 et 2, cinq à six par jour, pendant un mois ou deux, si c'est nécessaire. Quelques personnes se sont guéries en prenant seulement une pilule par jour au repas du soir.

Muguet.

Petites peaux blanchâtres, qui se forment dans la bouche des nourrissons. Donner une petite purgation : soit une pilule, soit un peu de manne ou de magnésie. Frotter la bouche, avec le doigt, ou avec un pinceau trempé dans le mélange suivant : borax, 5 grammes ; miel rosat, 20 grammes.

Fièvres éruptives : Rougeole, Scarlatine, Petite Vérole

Débutent généralement par de la courbature, malaise, sommeil agité, rêves pénibles, peu d'appétit. Ensuite assoupissement, fièvre plus prononcée, quelquefois par accès. Fatigue des yeux, souvent un peu de bronchite, mal de gorge et rhume de cerveau. Le quatrième ou cinquième jour, l'éruption se manifeste.

Donner dès le début une bonne dose de pilules Morison-Moulin n° 1 et 2. Entretenir ensuite la liberté du ventre au moyen d'une pilule tous les deux jours.

Tenir le malade un peu chaudement avant l'éruption, se contenter d'éviter le refroidissement après. Aérer la pièce autant que possible.

Sirops de groseille, cerise, framboise, orangeade pour boisson à la température de la pièce et au goût du malade. Les premiers jours, il est préférable de boire des infusions chaudes de sureau, bourrache, pariétaire, violette, ou mauve. Alimentation légère. Ne pas sortir trop tôt pendant la convalescence.

Paralysie.

La paralysie est malheurement assez connue pour qu'il soit inutile de la décrire.

Nous ne saurions trop recommander aux personnes qui ont eu des parents paralysés de se purger tous les deux ou trois mois avec les pilules Morison-Moulin. Aux personnes traversant l'âge critique ou d'un âge plus avancé, nous conseillerons de faire attention si la parole s'embarrasse quelquefois, s'il y a perte de mémoire, pour certains mots, ne serait-ce que les noms propres, si les mouvements des bras et des jambes sont bien conformes à la volonté, s'il n'y a pas perte ou exagération de l'appétit, incontinence ou rétention d'urine.

Quels que soient les symptômes qui se manifestent, on évitera des accidents terribles en se purgeant fréquemment avec les pilules Morison.

Dans les cas d'hémiplégie, de paralysie déclarée, elles ont produit des résultats surprenants, à la dose de 8 à 10 soir et matin, et alternant n° 1 et n° 2.

XII

PRINCIPALES SPÉCIALITÉS DE LA PHARMACIE MOULIN.

Pommade dermatique Moulin.

Quoique d'une création relativement récente, on ne compte déjà plus les succès obtenus par la pommade dermatique Moulin associée aux pilules Morison.

Son mode d'emploi est des plus simples : il suffit de

graisser la partie malade 2 fois par jour avec une quantité de pommade suffisante. Recouvrir, quand cela se peut, d'un morceau de taffetas gommé et même, à défaut, d'un linge de toile ou du papier brouillard.

C'est ainsi que l'on guérit l'**Eczéma**, les **Dartres**, l'**Impétigo**, le **Prurigo**, l'**Herpès**, l'**Acné**, **Gerçures aux mains**, etc.

Pour le **pityriasis** et autres affections du cuir chevelu il faut en employer une certaine quantité à la fois, et surtout avoir soin de bien la faire toucher à la peau en écartant les cheveux et en frictionnant, soit avec le doigt, soit avec une brosse fine. Il est plus commode de s'en servir le soir; on s'enveloppe ensuite la tête d'un fichu. L'application doit être faite au moins tous les deux jours. On a vu souvent des chutes de cheveux très intenses céder rapidement à l'emploi de cette pommade.

Les **petites dartres** volantes des enfants, l'**impétigo**, le **psoriasis**, etc., du cuir chevelu, guérissent très bien par l'emploi de cette pommade.

Pour la tête chez les enfants il est bon de la délayer avec 1/3 d'huile de ricin ou d'amandes douces.

Dans les **Engorgements des glandes**, il faut des frictions prolongées (au moins 5 minutes chaque fois), répétées deux ou trois fois par jour.

Pour les **Hémorroïdes**, enduire à l'extérieur et en introduire un peu à l'intérieur si elles sont internes. Lorsqu'il y a beaucoup d'inflammation et de gonflement, appliquer par-dessus la couche de pommade et laisser 2 heures environ en place un cataplasme tiède d'amidon ou fécule arrosé de 2 ou 3 gouttes seulement d'Extrait de Saturne.

Pour le **prurit vulvaire ou démangeaisons** si désagréables qu'éprouvent quelques dames à certaine partie du corps, il faut faire un cataplasme comme le précédent, pas trop épais ; le saupoudrer de poudre d'amidon pendant qu'il est encore tout chaud et l'appliquer sur la région malade, que l'on a d'abord bien enduite de pommade. Il n'est pas rare qu'une seule application guérisse cette cruelle indisposition ; dans tous les cas, les démangeaisons sont calmées instantanément.

Pour les **Varices**, très gonflées et même ulcérées, il faut également mettre un ou deux de ces cataplasmes par jour (sans les saupoudrer), en ayant soin de ne pas les laisser plus d'une heure en place. Toutes les fois qu'il y a **plaie**, la pommade ne doit pas être employée pure pour les premiers pansements. Il faut la mêler avec moitié ou 2/3 de cérat ou de bonne huile d'olives ou d'amandes douces. Laver au moins une fois par jour avec de l'eau un peu chaude à laquelle on ajoute partie égale de Vin aromatique. Prix du pot : 2 fr.

Il est arrivé que certains éczémas, à forme squameuse ayant surtout leur siège aux mains, résistaient à l'emploi de la pommade dermatique. Nous avons composé une lotion que l'on emploie à la dose d'une cuillerée par 1/2 litre d'eau très chaude dans laquelle on plonge la main pendant cinq à dix minutes. Lorsque la maladie siège sur une autre partie du corps, on met une compresse avec la lotion pure, on laisse une ou deux minutes et on lave ensuite à l'eau chaude.

Berberis-Moulin (FÉBRIFUGE ANTIPÉRIODIQUE).

Le *Berberis vulgaris* qui sert à la préparation de ce fébrifuge, est un arbrisseau appartenant à la famille des Berbéridées. Cette espèce (*Berberis vulgaris*) est commune dans les haies et dans les bois de toute l'Europe, où elle atteint ordinairement de deux à trois mètres de hauteur. Ses branches sont rameuses, ornées d'épines ; ses feuilles sont petites, ovales, oblongues, dentelées, d'une saveur acide agréable ; les fleurs sont petites, jaunâtres, disposées en grappes et d'une odeur nauséeuse; les fruits ont la forme d'une baie allongée d'un rouge de corail, d'une saveur acide sucrée, qui les fait utiliser pour la confection d'un sirop d'agrément; la racine est ligneuse, d'un jaune pur, à structure rayonnée; elle sert à la teinture en jaune, ainsi que son écorce, qui n'avait pas d'autre emploi avant que l'on ait isolé le principe fébrifuge contenu dans la seconde écorce de la racine.

Après la découverte de la Berbérine par M. Buchner, on considéra longtemps à tort cet alcaloïde comme étant le principe actif de cet arbrisseau. Mais ce n'est qu'après une longue série de recherches scientifiques, faites sous la direction du professeur Piorry, que M. Moulin est arrivé à isoler tous les principes actifs contenus seulement dans la seconde écorce de la racine.

Sous le nom de Berberis-Moulin, nous désignons la liqueur amère préparée avec la seconde écorce de la racine. On diminue beaucoup l'amertume en la mélangeant avec partie égale de vin rouge ou de malaga. On peut la prendre en lavement, additionnée de 3 à 4 parties d'eau. Nous ferons remarquer que le vin de Berberis est très agréable au goût.

Le **Berberis-Moulin**, déjà préconisé depuis plusieurs années par M. le professeur Piorry et par un grand nombre de sommités médicales, possède des propriétés fébrifuges incontestables, et son infaillibilité n'a d'égale que la rapidité de son action.

C'est en 1863, dans son service de clinique de la Faculté de médecine de Paris, à l'hôpital de la Charité, que M. Piorry a commencé ses expériences publiques. Le nombreux auditoire qui suivait alors les cours de l'habile clinicien put constater, sous la surveillance du maître, la rapidité d'action de ce médicament sur la rate, de même que son efficacité incontestable dans les fièvres intermittentes, la cachexie paludéenne et la plupart des névroses périodiques.

De nombreuses observations furent publiées à ce moment dans les principaux journaux de médecine, tels que la *Gazette des Hôpitaux*, le *Courrier médical*, la *France médicale*, l'*Abeille médicale*, etc., par les élèves ou internes qui assistaient à ces expériences.

On recueillit aussi une série d'observations que l'on adressa à l'Académie de médecine, qui nomma une commission dont M. Roger fut rapporteur. A l'occasion de ce rapport favorable, lu en séance publique au mois d'avril 1865, M. le professeur Piorry prit la parole pour affirmer ses assertions antérieures. « Le Berberis, dit-il, est un médicament fébrifuge héroïque, d'une action au moins égale à celle du sulfate de quinine, et n'occasionne jamais, même à hautes doses, les troubles cérébraux que détermine cet alcaloïde. »

Nous regrettons de ne pouvoir donner dans ce prospectus un résumé du mémoire du professeur Piorry. Voici cependant ce qui ressort de ses conclusions :

Si l'on donne deux cuillerées de ce médicament à un malade chez lequel la fièvre existe, soit par suite d'un état idiosyncrasique particulier, soit sous forme intermittente, on peut presque aussitôt constater, par l'examen plessimétrique de la rate, que ce viscère, tuméfié un instant auparavant, est revenu vers ses proportions normales. En peu de temps, les phénomènes fébriles s'apaisent, le pouls tombe, la chaleur diminue, et si le médicament a été donné au premier accès, il n'est pas rare de voir la fièvre disparaître sans retour. Il est bon cependant d'en prendre encore deux cuillerées pendant quelques jours, afin de rendre entièrement à l'organe splénique ses conditions normales.

La plus importante indication du Berberis est dans les fièvres produites par le séjour prolongé dans un pays chaud et humide, bas et marécageux ; dans ces cas, c'est un véritable spécifique.

De nombreuses cures ont démontré son efficacité dans les toux nerveuses, si difficiles à calmer généralement. On obtient aussi tous les jours de très grands succès par son emploi dans la toux asthmatique et dans certaines toux rebelles dites toux de sang, ou de fatigue, que les narcotiques à l'intérieur et les révulsifs à l'extérieur peuvent rarement soulager, même momentanément.

Ses propriétés fébrifuges l'indiquaient dans les cas de rhumatisme articulaire avec fièvre. Les résultats ont été conformes aux prévisions qui avaient été faites, et beaucoup de nos plus éminents praticiens guérissent très rapidement cette longue et redoutable affection avec le concours de ce médicament. Infaillible dans les engorgements de la rate, il est administré aussi avec succès dans les engorgements du foie et des poumons, et toutes les fois qu'il y a gène dans la respiration. En résumé, il est utile, dans tous les cas où les préparations quiniques peuvent être employées, et de plus il n'a aucun des inconvénients de la quinine ou du quinquina.

Mode d'emploi. — On en prend généralement de une à deux cuillerées à bouche le matin à jeun et le soir en se couchant. Cependant, dans les affections périodiques bien déterminées, telles que fièvres intermittentes, névralgies, migraines, etc., il est préférable d'en prendre deux cuillerées deux heures avant l'accès.

Pour les bronchites, 2 cuillerées dans 2 cuillerées de vin le soir en se mettant au lit, 3 ou 4 jours de suite.

Vin de Berberis.

Le vin de Berberis, contenant tous les éléments qui constituent un bon tonique, convient dans tous les cas où les autres toniques sont indiqués : *anémie, gêne dans la res-*

piration, chlorose, affaiblissement, sueurs profuses, etc. Il est antifébrifuge, au moins aussi actif que les vins de quinquina et autres préparations dont le quinquina est la base, et n'a pas, comme celles-ci, l'inconvénient de produire de la constipation, même lorsqu'on l'emploie associé aux ferrugineux. Sa saveur agréable ne l'empêche pas d'être apéritif et de faciliter l'assimilation au même titre que les vins de gentiane, absinthe, coca, écorce d'orange amère, etc. Il a des propriétés digestives qu'explique son action désobstruante sur tous les viscères, en même temps que l'influence remarquable qu'il exerce favorablement sur la respiration.

La dose pour les adultes est ordinairement d'un verre à madère, deux ou trois fois par jour, avant ou pendant le repas ; on peut aussi le prendre le matin en se levant et le soir en se couchant. Pour les enfants, un verre à liqueur suffit.

Sirop lénitif pectoral de Moulin.

Ce sirop, recommandé par nos médecins les plus habiles, se prend par cuillerées à café toutes les heures dans la journée, et une ou deux cuillerées à bouche, le soir en se couchant, pur ou dans une infusion de mauve ou violette, ou dans du lait chaud.

Il est calmant, incisif et s'administre avec succès dans les inflammations en général et dans les maladies de poitrine en particulier, telles que rhume, bronchite aiguë ou chronique, catarrhe de vieillard, coqueluche, catarrhe aigu ou chronique, phtisie pulmonaire, maux de gorge, etc. Une cuillerée, pur ou dans l'eau chaude, calme rapidement les maux d'estomac ou de ventre, lorsqu'ils ne sont pas occasionnés par une mauvaise digestion.

Il convient aux personnes habituées à parler à haute voix et surtout aux chanteurs.

PRIX DU FLACON : 2 FRANCS.

Essence concentrée de Salsepareille à l'Iodure de Potassium.

La Salsepareille jouit d'une réputation éprouvée comme dépuratif. Notre essence, additionnée de quelques autres possédant les mêmes propriétés, remplace avec avantage toutes les tisanes sudorifiques. Une cuillerée renferme tous les principes actifs d'un demi-litre de tisane et 40 centigrammes d'Iodure de Potassium. On en prend ordinairement une cuillerée à soupe le matin en se levant et une le soir en se couchant, pure ou dans de l'eau et même un peu de vin rouge ou blanc. On peut aussi la prendre dans le courant de la journée à une heure d'intervalle des repas. Les propriétés sudorifiques et dépuratives de la Salsepareille à l'Iodure de Potassium font que les médecins l'emploient avec le plus grand succès pour la guérison des maladies syphilitiques, vices héréditaires, âcreté du sang, des humeurs, engorgement des glandes et les affections de la peau. L'obésité, lorsqu'elle est due à une altération de la lymphe, guérit fréquemment par un emploi prolongé de ce médicament.

Poudre ferro-manganique du Dr E. Du Vivier

POUR EAU GAZEUSE.

Digestive, Apéritive, Curative de l'Anémie et de la Chlorose, Préventive des affections typhiques ou typhoïdes.

L'introduction du fer dans la thérapeutique remonte aux temps les plus reculés. Un simple berger l'employa pour guérir le fils d'un roi égyptien il y a plus de 3,000 ans. L'usage s'est perpétué jusqu'à nos jours et ne fait que s'accroître depuis quelques années, grâce à la débilité de nos organismes ruinés par le système de Broussais et les effroyables boucheries d'hommes qui ont pesé sur les précédentes générations. Il n'y a pas plus d'un demi-siècle que l'on a constaté sa présence comme principe constituant les globules rouges du sang, et vers cette époque le chimiste Barruel retirait un fragment de fer métallique en analysant le sang du célèbre Orfila.

Depuis, nos physiologistes les plus éminents ont constaté que les globules étaient d'autant plus colorés qu'ils contenaient plus de fer.

Le manganèse accompagne toujours le fer dans la composition de ce liquide, et l'on peut dire que c'est lui qui parfait dans le sang les excellentes qualités de ce métal comme il le fait d'une façon si frappante dans l'industrie.

Un de nos praticiens les plus distingués de Paris, le Dr E. Du Vivier, a bien voulu nous charger de la préparation d'une poudre contenant ces deux métaux à l'état soluble et susceptible de se conserver sans altération. En nous conformant à la formule qu'il nous a donnée, nous avons pu, après de nombreux essais, obtenir un produit doué d'une grande efficacité et d'une conservation assurée.

Cette poudre est un spécifique de l'anémie et de la chlorose, de la leucorrhée (ou flueurs blanches), aménorrhée, dysménorrhée, etc.

Elle s'emploie avantageusement dans la plupart des maladies de la peau, qui ne sont dues le plus souvent qu'à un état de faiblesse du sang. Elle réussit également dans les affections d'estomac, telles que dyspepsie, gastralgie, les maladies nerveuses, les migraines, etc.

Sous son influence, l'appétit se développe, la digestion se rétablit, le sang devient plus coloré, plus plastique, la force musculaire s'accroît, tout ce qui tient à la nutrition s'améliore.

Une cuillerée à café dans un verre d'eau et de vin produit une boisson gazeuse, la meilleure que l'on puisse boire en mangeant pendant les chaleurs. Elle désaltère et calme la soif, sans que l'on soit obligé d'absorber de grandes quantités de liquide. Son action légèrement astringente et antiseptique prévient les flux intestinaux, et l'on ne saurait trop la conseiller aux personnes pour lesquelles il y a quelque crainte de cholérine, dysenterie, etc.

Mode d'emploi. — Une cuillerée à café dans un demi-verre d'eau et de vin à boire aussitôt après avoir agité légèrement. La dose est de 2 à 3 cuillerées à café par repas.

Limonade végétale rafraîchissante.

Cette limonade a été primitivement conseillée par l'auteur comme boisson préparatoire et moyen d'activer l'effet de ses Pilules ; néanmoins, par sa nature, cette Limonade végétale peut se prendre dans d'autres cas ; ses effets antiphlogistiques lui feront donner constamment la préférence sur les eaux minérales, qui irritent la membrane muqueuse de l'estomac, au point de paralyser les fonctions digestives.

La Limonade végétale produit des effets contraires, elle adoucit et rafraîchit. Nous saisissons cette occasion pour donner un avertissement utile et tout à fait hygiénique : On ne doit pas croire que la glace, prise abondamment dans les fortes chaleurs, soit propre à calmer la soif et à diminuer l'inflammation interne que l'on éprouve. Nous sommes tout à fait opposé à cette opinion : l'expérience, notre seul guide, nous a prouvé le contraire.

La Limonade végétale, prise à la dose de deux cuillerées à café dans un verre d'eau fraîche, suffit pour désaltérer et procurer un effet salutaire. Les voyageurs pourront se convaincre de cet avantage en se munissant de cette excellente poudre, aussi agréable que facile à prendre à toutes les heures de la journée. Nous avons dit que cette poudre végétale empêchait la transpiration surabondante ; nous insistons sur ce point, l'expérience le prouvera. Nous n'entrerons pas dans des détails pour expliquer la cause de cet effet ; néanmoins, nous croyons pouvoir l'attribuer à la propriété détersive qu'elle possède. Cette propriété sera tellement utile pour les personnes qui sont ordinairement resserrées ou constipées, qu'elles s'empresseront de recourir à son usage.

Les voyages font ressentir généralement une contraction continuelle des organes abdominaux ; l'on reste plusieurs jours sans aller à la garde-robe ; avec notre Limonade, on se préservera de ce malaise aussi nuisible que gênant.

Pastilles d'extrait de goudron Coulpier.

Les pastilles Coulpier, à base d'extrait de goudron pur et parfaitement soluble, ont, sur les capsules de goudron qui contiennent plus de 3/4 de leur poids de matières impures ou insolubles, le double avantage d'agir beaucoup plus rapidement sur les organes de la respiration et de ne pas occasionner de fatigue aux organes de la diges tion.

Leur emploi est des plus faciles, puisqu'il suffit de les laisser fondre dans la bouche à n'importe quel moment de la journée. La quantité doit être de 8 à 15 par jour, sans qu'il y ait inconvénient à dépasser cette dernière dose. Privées des principes âcres du goudron, elles ont une saveur agréable qui plaît à tout le monde. Ainsi, dans tous les rhumes, bronchites, catarrhes, phtisie, etc., on doit employer ces pastilles, qui calment la toux et guérissent avec une grande rapidité toutes les affections des organes de la respiration.

Pastilles d'extrait de goudron et chlorate de potasse.

Ces pastilles s'emploient avec le plus grand succès dans les inflammations du larynx et des amygdales, le gonflement des gencives, les aphtes de la bouche, la sécheresse de la gorge, l'altération des cordes vocales, le ptyalisme mercuriel, la mauvaise haleine, etc. Elles sont toujours préférables aux Pastilles de Chlorate de potasse seul, surtout lorsqu'il y a un peu de toux. Recommandées aux fumeurs pour dissiper l'odeur du tabac et rafraîchir la bouche.

Exiger la signature Coulpier sur chaque boîte et spécifier Pastilles Coulpier à l'extrait de Goudron pur ou Pastilles à l'Extrait de Goudron et Chlorate de Potasse.

Mixture odontalgique.

Cette préparation donne des résultats remarquables, pour calmer les maux de dents les plus intenses. On commence par sécher et nettoyer la cavité de la dent cariée avec un morceau de coton au bout d'un cure-dent; ensuite, on imbibe un morceau de coton ou d'amadou de la mixture que l'on introduit dans la cavité de la dent cariée. Une seule application suffit le plus souvent pour calmer la douleur ou la rage de dent la plus intense. Une seconde application peut être quelquefois nécessaire. On se trouvera bien aussi d'en mettre une ou deux gouttes sur du coton huilé dans l'oreille du côté de la dent malade.

Élixir dentifrice au quinquina, Gaïac et Cochléaria.

Les agents thérapeutiques qui le composent, et ceux de la poudre qui en est le complément sont hygiéniques et salutaires au plus haut degré. Il parfume l'haleine, calme les douleurs et prévient les névralgies et les irritations des gencives, désinfecte les cavités dentaires, détruit les animalcules, enlève le tartre et prévient la carie.

Pommade antipelliculaire.

Cette pommade jouit depuis longtemps d'une très grande

réputation contre le pityriasis, fait tomber les pellicules, fait repousser les cheveux en agissant sur le bulbe par ses propriétés astringentes, prévient le grisonnement, sert à les lisser et leur rend tout leur éclat naturel.

Sirop de chloral.

Dosé à raison d'un gramme de chloral par cuillerée à soupe, ce sirop s'emploie comme sédatif et hypnotique pour combattre l'insomnie, de quelque cause qu'elle provienne.

Pâte pectorale de dattes.

Ce bonbon, composé de matières balsamiques et béchiques, s'emploie avec succès contre le rhume, les catarrhes aigus ou chroniques, la phtisie pulmonaire et les maux de gorge.

Dragées balsamiques.

Ces dragées au baume de Copahu et Cubèbe, associées à des extraits de plantes astringentes et toniques, sont bien supérieures aux capsules de Copahu et autres que l'on trouve dans le commerce. Elles n'occasionnent ni fatigue d'estomac ni diarrhée et guérissent très rapidement.

Injection Moulin.

Cette préparation est un spécifique des inflammations du canal de l'urètre. On prend deux ou trois injections par jour. Son effet est plus certain si on lui associe les dragées balsamiques ou les pilules Morison-Moulin. Si l'on a quelques craintes de contagion, une injection répétée pendant plusieurs jours est un préservatif infaillible.

Pour les dragées et l'injection Moulin, voir le chapitre des maladies vénériennes.

Baume contre les engelures.

Cette petite préparation guérit en deux ou trois jours les engelures non ulcérées. Voir *Engelures*.

Teinture d'arnica montana.

Préparée avec les capitules récents des Vosges, cette teinture représente tous les principes actifs de l'arnica.

Quinquina liquide titré.

Pour préparer instantanément un litre de vin de quinquina.

ATTESTATIONS

BOUTONS

Monsieur,

L'an dernier j'ai pris la liberté de vous demander un pot de pommade et 2 boîtes pilules purgatives et dépuratives Moulin ; pour guérir des boutons que j'avais sous le nez depuis 10 ans : cela se passait et revenait. Je viens, Monsieur Moulin, vous remercier des bons effets de votre pommade et vos pilules, tout a disparu. Je vous prie de m'envoyer 3 boîtes de pilules n° 1, et 3 boîtes de pilules n° 2, et 1 pot de pommade pour des amis.

Agréez, etc.

Maureton, tailleur,
Grillon (Vaucluse.)

COUPEROSE

Monsieur,

Veuillez avoir l'obligeance de m'envoyer 2 boîtes de pilules Moulin n° 1 et 2 à 6 francs.

Depuis que j'emploie vos précieux médicaments, je vois ma couperose baisser de jour en jour. J'espère que la guérison ne tardera pas à s'annoncer, car il y a déjà 4 mois que je suis votre traitement.

Mlle Elise Gourdin,
château de Viller-sur-Trée,
par Beauvais (Oise).

CHEVEUX

Monsieur

Vous pouvez publier ma lettre dans tous les journaux que vous voudrez, car je souhaite que cela fasse à d'autres le bien que cela a fait à mon enfant. Depuis 18 mois qu'il avait cet eczéma à la tête, avec des souffrances et démangeaisons, qui l'empêchaient de dormir, je n'avais pu trouver aucune guérison et grâce à votre pommade sa tête est complètement guérie et il a une épaisse chevelure. Sans votre pommade mon enfant ne serait plus de ce monde. Jamais je ne saurai assez vous prouver ma reconnaissance.

Recevez, etc...

Mme Bassot,
Saint Germain-des-Fossés (Allier).

Monsieur,

Votre pommade a parfaitement réussi pour arrêter la chute des cheveux. Désireux d'être utile à des personnes amies, veuillez m'envoyer deux pots contre remboursement.

Recevez, etc...

Baron de Saint-Giniès, propriétaire,
La Barre-du-Mont (Vendée).

Eczéma.

Monsieur

Il y a environ un an, je lus dans un journal une annonce concernant votre pommade. A cette époque, j'étais atteint depuis six mois d'un eczéma à la jambe. Je m'étais d'abord adressé à un pharmacien, puis à un médecin ; puis enfin à l'hôpital Saint-Louis, on me fit suivre un traitement qui n'aboutit à rien. C'est alors qu'en désespoir de cause je me suis adressé à vous. Huit jours après, je pus constater une amélioration, puis enfin au bout de quinze jours et après l'emploi d'un pot et demi de votre remède j'étais complètement guéri.

J'ai eu l'occasion d'employer votre pommade dans bien des circonstances et je m'en suis toujours bien trouvé. Un de mes amis désire en avoir en ce moment ; c'est pourquoi je joins à ma lettre un mandat de 2 fr., pour que vous m'en envoyiez un pot, par retour du courrier. Agréez, etc.

Huberty, chez M. Dives, 12 rue Detou, Senlis (Oise).

Monsieur

Depuis que j'ai eu la grande satisfaction et le bonheur de faire usage de votre pommade dermatique pour un eczéma de face que j'avais, et que par cette excellente pommade j'ai obtenu une guérison radicale.

Depuis ce moment plusieurs personnes m'ont prié d'être leur intermédiaire près de vous : c'est pour cela que je vous en ai déjà demandé plusieurs fois, et toutes ont été guéries.

Aujourd'hui une personne qui a des démangeaisons sur tout le corps me prie de vous en demander deux pots par retour du courrier.

Votre dévoué et reconnaissant,

Longuet, boulanger, Larzicourt (Marne).

Monsieur

Veuillez m'envoyer encore un pot de pommade dermatique Moulin. Ma mère est complètement guérie de l'eczéma qui lui couvrait les jambes, la poitrine et l'œil gauche. Nous vous en serons éternellement reconnaissants. Je vous autorise à publier ma lettre pour convaincre les incrédules. Ci-joint les 2 fr. en timbres-poste.

Votre servante toute reconnaissante,

Eugénie Veiber, Jœuf. N° 21.

Impétigo.

Monsieur Moulin,

Je vous prie de m'envoyer un pot de pommade dermatique ; c'est un excellent remède, j'en ai appliqué sur la figure d'une personne qui avait un impétigo chronique, disait le médecin. Le médecin disait qu'il n'y avait aucun espoir de la guérir. Au bout de huit jours toute trace du mal avait disparu, par l'emploi de la pommade dermatique.

Voilà mon adresse :

Pierre Lavalée, tisserand, village de Launay-Venieu, commune de Saint-Paul, par Flers-de-l'Orne (Orne).

Transpiration des pieds.

Monsieur

Très satisfait des résultats obtenus par votre pommade, je viens vous prier de m'en envoyer un pot. Ci-inclus, mandat de 2 francs.

Aux propriétés annoncées qu'elle réalise certainement, vous pouvez ajouter qu'elle fait merveille appliquée aux pieds dans le cas de transpiration exagérée et d'odeur répugnante. Elle a obtenu des résultats que d'autres remèdes préconisés comme spécifiques n'avaient pas donnés.

Veuillez agréer, etc. Ch. Y. curé à D. (Loiret).

Le vénérable ecclésiastique ne m'a pas autorisé à publier son nom ; mais nous pourrons le communiquer aux personnes intéressées, il se fera un plaisir de répondre.

Ulcère variqueux.

Monsieur

Je viens vous prier de m'envoyer un pot de pommade dermatique, une boîte de pilules Moulin-Morison, n° 1, une boîte de n° 2. C'est par précaution, car ma jambe va toujours aussi bien qu'à mon passage chez vous, à Paris. Je vous rappelle que c'est un ulcère variqueux au-dessus de la cheville du pied.

Agréez, etc.

Bertrand, maréchal ferrant, Charrières, par Septmonts (Aisne).

Monsieur

Je vous prie de m'envoyer deux pots de votre pommade dermatique, qui produit un effet incroyable sur ce mal insupportable qui déchire l'existence d'une personne et de ceux qui habitent avec elle. Ce maudit mal (eczéma) j'ai eu recours à bien des remèdes qui m'ont coûté beaucoup d'argent, et qui n'ont pas fait l'effet de votre pommade. Nous sommes heureux, toute ma famille, de vous féliciter de votre découverte.

Votre tout dévoué,

Watrin, débitant, Bantheville, par Romagne (Meuse).

Monsieur

Etant à Saorge, vous avez eu la bonté de m'envoyer votre

pommade dermatique, et vos pilules Moulin-Morison, qui m'ont guéri d'une dartre que j'avais depuis six mois, et de boutons que j'avais depuis trois ans. Je crois de dire la vérité en disant qu'avec vos pilules, vous rendez un vrai service à l'humanité. Continuez toujours à donner de la bonne marchandise.

En attendant, je me trouve à prêcher le carême à la cathédrale Cagliari, dans l'île de Sardaigne, et je vous prie de m'envoyer deux petites boîtes de vos fameuses pilules Moulin-Morison, le plus tôt possible.

A présent, je vous salue, je vous remercie, et je suis à vous bien dévoué,

P. Pie, franciscain.

Monsieur

Veuillez m'envoyer un pot de votre excellente pommade dermatique dont j'ai obtenu les meilleurs résultats.

Recevez, etc.

Dressin, curé, Gréac, par Coses (Charente-Inférieure).

Monsieur

Il y a trois ans, j'ai été atteint d'un eczéma général ; vos pilules Moulin-Morison et la pommade dermatique m'ont complètement guéri. Je vous en ai demandé pour un voisin qui a été guéri également. Aujourd'hui, une dame me charge de vous demander deux boîtes de pilules et un pot de pommade pour un eczéma sur la tête et les oreilles.

Recevez, etc.

Durand Auguste, Bombon, par Mormant (Seine-et-Marne).

Monsieur

Il y a quelque temps, je vous ai demandé un flacon de pommade dermatique Moulin. Je me fais un plaisir de le reconnaître, elle revêt toutes les qualités que vous annoncez. Je viens à nouveau vous en demander un pot de 2 francs.

A. Charlier, fabricant de chaussures, Sainte-Geneviève (Aisne).

Monsieur

Je vous prie de vouloir bien m'adresser un pot de votre pommade dite dermatique. Une personne de notre établissement qui en a fait usage la trouve excellente. Elle est heureuse depuis qu'elle s'en sert.

Recevez, etc.

Sœur supérieure. Internat Saint-Joseph, Sens (Yonne).

Monsieur Moulin, Paris.

Je suis heureux de constater l'excellence de votre pommade dite dermatique. Ma fille (12 ans) souffrait depuis fort longtemps d'un eczéma. Deux applications de votre pommade ont diminué la démangeaison, et la troisième a complètement fait disparaître la rougeur. Vous pouvez faire de cette attestation ce qu'il vous plaira.

Dr Montaigu, ancien chef de clinique des hôpitaux de Londres, ex-interne des hôpitaux de Paris, villa Clara, Colombes (Seine).

Parmi ces médicaments :

Les pilules Morison-Moulin, limonade végétale, pommade dermatique et antipelliculaire, pastilles Coulpier, pâte de dattes, poudre ferro-manganique, dragées balsamiques, mixture odontalgique, baume contre les engelures, teinture d'arnica, quinquina, sont envoyés franco par la poste, contre l'envoi d'un mandat ou de timbres-poste.

Le Berberis-Moulin et le vin de Berberis, l'essence de salsepareille, le sirop lénitif et de chloral, l'élixir dentifrice sont envoyés par chemin de fer en gare la plus rapprochée, ou à domicile, s'il y a un service de factage.

Toute commande au-dessus de 10 francs est expédiée franco.

APERÇU DES PRIX

DES PRINCIPALES SPÉCIALITÉS

DE LA PHARMACIE ARTHAUD-MOULIN

		fr.	c.
Baume contre les engelures.	le flacon.	1	25
Berberis-Moulin	le flacon.	3	»
Essence de salsepareille iodurée. . . .	le flacon.	6	»
— —	les trois flacons.	17	»
— —	les six flacons.	30	»
Elixir dentifrice au quinquina, au gaïac et au cochléaria.	le flacon.	2	»
Dragées balsamiques	la boite.	5	»
—	la demi-boite.	2	50
Injection Moulin	le flacon.	3	»
Limonade végétale.	le flacon.	1	75
Mixture odontalgique.	le flacon.	2	»
—	le demi-flacon.	1	25
Pommade antipelliculaire.	le flacon.	3	»
Pommade dermatique.	le pot.	2	30
Pâte pectorale de dattes.	la boite.	1	25
Pastilles d'extrait de goudron Coulpier .	la boite.	2	50
Pastilles Coulpier goudron et chlorate de potasse.			
— — . . .	la boite.	2	50
— —	les six boites.	12	»
Poudre ferro-manganique Dr Du Vivier.	le flacon.	2	»
—	les six flacons.	10	»
Parfum palatin	le litre.	8	»
Quinquina liquide titré pour un litre de vin,	le flacon.	1	30
Sirop pectoral lénitif Moulin.	le flacon.	2	»
Sirop de chloral	le flacon.	2	»
Teinture d'arnica montana	le flacon.	1	50
Vin de Berberis.	la bouteille.	5	»
—	les six bouteilles.	25	»

Paris — Imp. PAUL DUPONT, 4, rue du Bouloi. 355.4.92

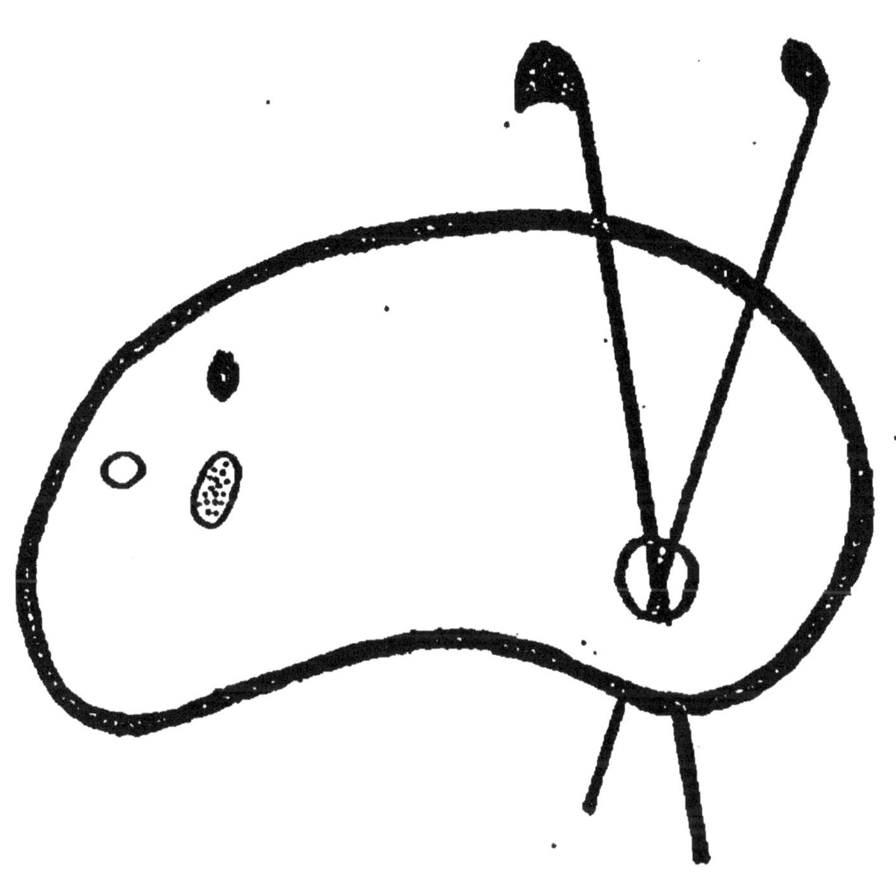

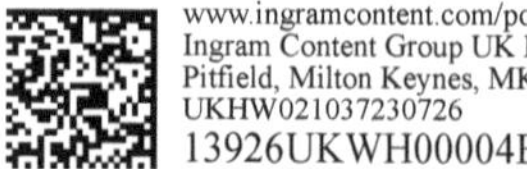
www.ingramcontent.com/pod-product-compliance
Ingram Content Group UK Ltd.
Pitfield, Milton Keynes, MK11 3LW, UK
UKHW021037230726
13926UKWH00004B/1525

9 782016 114551